AF704570

Carl-Auer
Fachbücher für jede:n

Für
Julie Henderson.

Möge der Schatz ihrer Belehrungen sich
ausbreiten zum Wohle aller Wesen.

Cornelia Hammer

Mit Zapchen durch das Jahr

52 Übungen für mehr Leichtigkeit und Wohlbefinden

Mit diesem QR-Code kommen Sie zu einer Seite mit **Audioanleitungen** für verschiedene Übungsreihen, die Sie für sich nutzen können.

Zweite Auflage, 2025

Reihe »Fachbücher für jede:n«
Satz: Melanie Szeifert
Umschlaggestaltung: B. Charlotte Ulrich
Umschlagfoto: © Domainik – stock.adobe.com
Redaktion: Alexander Eckerlin
Illustration: Teresa Walentich
Printed in Poland
Druck und Bindung: Pario Print Sp. z o.o, Krakau

MIX
Papier | Fördert gute Waldnutzung
FSC® C117425
FSC www.fsc.org

Zweite Auflage, 2025
ISBN 978-3-8497-0500-8
© 2023, 2025 Carl-Auer-Systeme Verlag
und Verlagsbuchhandlung GmbH, Heidelberg
Alle Rechte vorbehalten

Bibliografische Information der Deutschen Nationalbibliothek:
Die Deutsche Nationalbibliothek verzeichnet diese Publikation in der Deutschen Nationalbibliografie; detaillierte bibliografische Daten sind im Internet über http://dnb.d-nb.de abrufbar.

Informationen zu unserem gesamten Programm, unseren Autoren und zum Verlag finden Sie unter: **www.carl-auer.de**.
Dort können Sie auch unseren Newsletter abonnieren.

Carl-Auer Verlag GmbH
Vangerowstraße 14 · 69115 Heidelberg
Tel. +49 6221 6438-0 · Fax +49 6221 6438-22
info@carl-auer.de

Inhalt

Dank

Dank vor allem und immer wieder an Julie Henderson, die die Übungsweise Zapchen Somatics entwickelt und auf unnachahmliche Weise unterrichtet hat. Die Übungen in diesem Buch gehen alle direkt oder indirekt auf sie zurück.

Dank an alle, denen ich auf diesem Weg begegnen durfte und vor allem an den Mitbegründer und die Mitbegründerin unseres Zapchen Tsokpa Instituts Kassel: meinen Mann Bernhard Hammer, meine Freundin und Kollegin Marlies Winkler.

Dank an die tibetisch-buddhistischen Lehrer im Hintergrund Bairo Tulku Rinpoche und S. H. Gyalwang Drukpa.

Dank an alle im Carl-Auer Verlag, die an der Verwirklichung dieses Jahrbuchs beteiligt waren, für ihre freundliche und wertschätzende Unterstützung.

Die Einladung

Diese Übungen laden ein, zu der uns innewohnenden Möglichkeit des Wohlgefühls zurückzukehren, den Boden unter den Füßen wieder zu spüren, die Beheimatung im eigenen Körper zu finden. Alles leicht und spielerisch und – wenn man es ausprobiert – enorm wirkungsvoll.

Zutiefst gewohnt, die Sicherheit und Stabilität im Äußeren zu suchen, verlieren wir uns leicht in den großen Unsicherheiten und Unwägbarkeiten unseres Lebens.

Diese Übungen sind eine Einladung dazu, zur Wahrnehmung von Sicherheit, Stabilität und Leichtigkeit in uns selbst zurückzufinden, um dann von dort aus den Herausforderungen des Lebens zu begegnen.

Sie sind eingeladen, in den verschiedensten inneren »Zuständen« und Erfahrungen auf die kleinen Übungen zurückzugreifen und auszuprobieren, wie sich Ihr Selbsterleben und die Verbindung zur Welt dadurch verändert.

Es geht um sicheren Stand und klare Sicht, um das Lösen von Bedrängnis und das Heben der Stimmung. Es geht um die Auflösung der Stressfalle und um tiefe Entspannung, um Flexibilität und darum, wieder tief durchzuatmen.

Wohlgefühl und Leichtigkeit erleben wir, wenn unser Körper zu einer stimmigen inneren Pulsation findet. Pulsation meint eine sich dynamisch entfaltende Bewegung nach innen und außen, Widerstand und Loslassen, einatmen – ausatmen. Was lebt pulsiert, was nicht pulsiert, lebt nicht. Wenn wir in unserem eigenen Rhythmus pulsieren, wenn Flexibilität und Ausdruck unterstützt werden, wenn die Flüssigkeiten im Körper angemessen fließen, fühlen wir uns wohl. Dazu braucht unser Atem Raum und Weite.

Übung für Übung kann sich mehr davon entwickeln.

Diese Sammlung von Übungen steht für sich und kann auch ohne weiteren Hintergrund genutzt werden. Zugleich ist sie eine Praxisanleitung zu *Im Körper zu Hause sein – Mit Zapchen Somatics zu Leichtigkeit und Wohlbefinden* von Cornelia Hammer. Und auf jeden Fall ist sie eine Einladung, eine Zapchen-Basic-Praxis zu entwickeln, die sich leicht in den Alltag integrieren lässt.

Inmitten von allem …

So ist es

Die Krisen »stapeln« und vermischen sich. Die Herausforderungen nehmen auf verschiedenen Ebenen zu. Unsere geschaffenen Sicherheiten wanken. Unser Geist, unser Körper, unser Nervensystem, unser *KörperSein* reagieren mit Irritationen unterschiedlichster Art. Die persönlichen Lebenserfahrungen, die angeborene und erworbene Resilienz mit ihren verschiedenen Färbungen spielen dabei mit.

Und zugleich brauchen wir Kreativität, Inspiration und gute Ideen für die Entwicklung neuer Wege.

Darum geht es

Die Frage, wie wir innere Stabilität, Gleichgewicht, Ruhe und womöglich Wohlgefühl und Leichtigkeit unterstützen können, stellt sich mit Dringlichkeit.

Was wir brauchen, sind Möglichkeiten, **inmitten von allem** uns selbst zu unterstützen.

Was ist Zapchen Somatics

Zapchen Somatics ist eine somatische (auf den Körper bezogene) Meditationspraxis. Eine Übungsweise, in der wir als Körper-Geist-Einheit eingeladen sind, unsere uns innewohnende Selbstregulation zu nutzen, um zu mehr Wohlgefühl zu finden. Und in der wir allmählich beginnen können, tieferen Räumen des Seins zu vertrauen, als wir es alltäglich gewohnt sind.

Zapchen Somatics ist facettenreich und tiefgründig. In diesem Buch begegnen Sie vor allem den Basisübungen von Zapchen Somatics. Die Basisübungen sind eine Einladung dazu, Stabilität und innere Sicherheit zu erleben und Wohlgefühl und immer wieder Leichtigkeit zu erfahren. Dabei erscheinen die vorgeschlagenen Übungen zunächst oft »albern« oder »fast zu einfach« und nur im Ausprobieren, im Nachspüren, im wiederholten Praktizieren kann sich die Wirkung zeigen und entfalten (mehr dazu in Hammer 2019, S. 119).

KörperSein

Der Ausdruck KörperSein ist eine Neuschöpfung und meint, dass wir uns mit einem Mysterium befassen: ein Körper zu sein, der bewusst ist, und Bewusstheit, die Körper ist. Dass wir als Körper intelligent und bewusst antworten auf die Art und Weise, in der wir als Körper angesprochen und berührt werden. Und dass Erfahrungen nicht nur im Geist, sondern immer auch im gesamten KörperSein gespiegelt und beantwortet werden (Hammer 2022, S. 19).

Das Paradox

Wir sind in großem Maße gewöhnt, Dinge zu erledigen, Übungen zu machen, auch Meditationen durchzuführen, um etwas zu erreichen. Oft »halten wir durch«, weil am Ende eine Belohnung winkt. Solche Vorgehensweisen haben ihre Berechtigung.

Zapchen Somatics lädt Sie zu etwas anderem ein. Es zu praktizieren bedeutet, das »um zu« zu verlassen und sich der jeweiligen Erfahrung hinzugeben. Damit ist die Einladung zu üben, um sich wohler zu fühlen, in sich ein Paradox. Das Wohlgefühl lässt sich nicht erzeugen oder anstreben, es lässt sich nur einladen. Wir können unsere Bereitschaft und Fähigkeit, Wohlgefühl in unser KörperSein einzuladen und zu integrieren, unterstützen und allmählich ausdehnen.

Und vielleicht taucht auf dem Weg dahin zunächst das Unbehagen deutlicher auf oder die Anspannung zeigt sich. Und die nächste Übung unterstützt dann womöglich die Auflösung.

Viel Freude auf dem Weg!

Der Vorschlag

Nehmen Sie sich für jede Woche eine Übung zur »ständigen Begleitung« und greifen Sie im Alltag immer wieder darauf zurück. Dann wird dieses Buch eine Begleitung durch ein ganzes Jahr.

Machen Sie die Übungen zunächst für sich allein, werden Sie vertraut damit und bringen Sie sie dann nach und nach in immer mehr alltägliche Situationen.

Verknüpfen Sie die Übungen mit ihren Tagesgewohnheiten. Nach und nach werden mehr Übungen Sie durch den Tag begleiten und womöglich zur alltäglichen Gewohnheit werden, ohne jede Anstrengung.

Oder schlagen Sie nach Lust und Laune eine Übung auf und lassen sich inspirieren.

Nehmen Sie die Übungen als kleinen »Notkoffer« und nehmen Sie sich immer wieder, was Sie brauchen und was Ihnen guttut.

Probieren Sie aus, was Ihnen in den Übungen vorgeschlagen wird und beobachten Sie die Wirkung. Es ist einfach nicht möglich sich die Wirkung vorzustellen, man muss sie spüren.

Bevor Sie beginnen

Seien Sie freundlich mit sich beim Üben. Erst dann können die Übungen Sie berühren und zu etwas Hilfreichem werden.

Wenn Sie einen Widerstand spüren, eine Übung zu machen, dann lassen Sie es sein und suchen sich eine andere.

Wenn Sie sie »trotzdem« machen wollen, äußern Sie zunächst deutlich Ihren Widerstand (mit Tönen, mit »Nein«-Sagen) und schauen Sie dann, wie es ist, die Übung zu machen.

Wenn Sie bei einer Übung Schmerz verspüren, gehen Sie in der Ausführung der Übung zurück bis zur Schmerzfreiheit. Wählen Sie eine Art die Übung zu machen, die Wohlgefühl einlädt.

Wenn Sie sich anstrengen, um eine Übung zu machen, lösen Sie zuerst die Anstrengung, bevor Sie weitermachen oder hören Sie auf.

Wenn Sie bemerken, dass Sie den Atem verändern, um die Übung zu machen, erlauben Sie sich zumindest eine Pause, bevor Sie entscheiden, ob Sie weitermachen möchten.

Wünschen Sie sich selbst wohl und genießen Sie es (mehr dazu: Henderson 2022, S. 22).

Das Extra

Mit diesem QR-Code kommen Sie zu einer Seite mit **Audioanleitungen** für Übungsreihen, die Sie für sich nutzen können:

- Unterstützung der Flexibilität
- gute Stimmung
- sicherer Stand und Boden unter den Füßen
- klare Sicht
- Bedrängnis loswerden
- Spannung loslassen, Entspannung finden
- durchatmen
- Sicherheit finden
- Verbundenheit spüren
- und: Wenn Sie bettlägerig sind.

Die Übungen

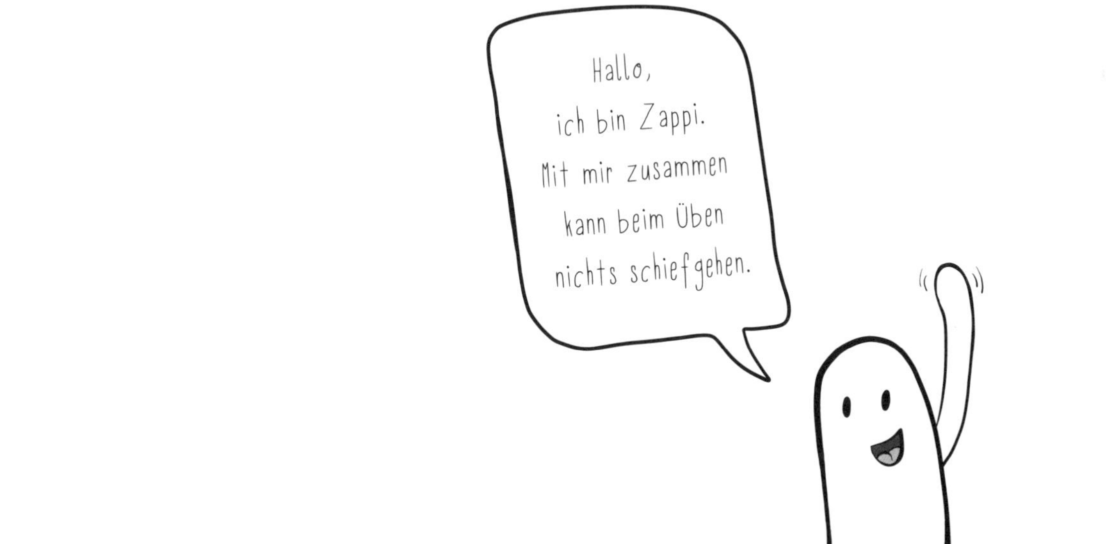
Hallo,
ich bin Zappi.
Mit mir zusammen
kann beim Üben
nichts schiefgehen.

Zunächst geht es um Entspannung – und dabei um die einfachste, schnellste und wirksamste Möglichkeit, die uns ganz einfach zur Verfügung steht.

1 Gähnen

Was tun

Gähnen Sie bewusst, ausgiebig und mit Genuss. Rufen Sie Gähnen bewusst hervor, einfach, indem Sie sich gähnen vorstellen oder indem Sie jemandem beim Gähnen zuschauen. Wenn es Ihnen schwerfällt, zu gähnen, machen Sie kleine kauende Geräusche, bis die ersten Gähner auftauchen, und suchen Sie sich im Internet ein Bild eines gähnenden Menschen oder auch eines Nashorns und lassen Sie sich anstecken.

Warum

Neurowissenschaftlich gesehen ist Gähnen die effektivste, schnellste und am einfachsten zugängliche Entspannungsmethode, die wir kennen. Weil Gähnen kulturell verpönt und einseitig bewertet ist, verwechseln wir das Körperbedürfnis nach Entspannung und mehr Sauerstoff für unser Gehirn mit Müdigkeit und Langeweile, schlimmstenfalls mit Verachtung für unser Gegenüber. Wir wissen inzwischen, dass Gähnen uns nicht nur tief entspannt, sondern – neben vielen anderen Wirkungen – uns sozial aufmerksamer macht und unser Vergnügen steigert.

Unser Körper hat sozusagen »eingebaute« Selbstregulationsmechanismen, die uns ganz einfach zur Verfügung stehen. Wir müssen nur darauf zugreifen bzw. unserem Körper erlauben, sie zu nutzen. Und das heißt manchmal gelernte Mechanismen, mit denen wir das »ungehörige Verhalten« unterdrücken, wieder zu verlernen. Hier sind Sie eingeladen zu seufzen.

---

2 Seufzen

Was tun

Seufzen Sie, bewusst, ausgiebig, und – wenn es Ihnen Freude macht – mit hörbarem Ton.

Lassen Sie die Seufzer durch den ganzen Körper wandern.

Lassen Sie sich Zeit, Ihren Atem zu spüren – nehmen Sie Ihren Körper wahr.

Rufen Sie auch zwischendurch ab und zu ein Seufzen bewusst hervor und genießen Sie die Wirkung.

Warum

Studien zeigen, dass das Seufzen sozusagen der Resetknopf unseres Atemsystems ist. Seufzen hilft aus der stressbedingten Einengung des Atems heraus, unser Körper findet wieder zu seinem eigenen flexiblen Rhythmus. Bei Fragen aus Ihrer Umgebung, warum Sie seufzen, können Sie einfach antworten: »Ich mache neurophysiologisches Stressmanagement.«

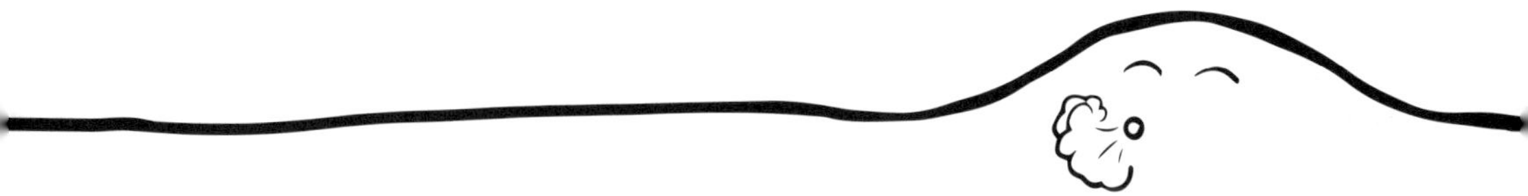

Es geht um ganz Einfaches und doch Wirkungsvolles.

---

3 Sich strecken und räkeln

Was tun

Sie beginnen am besten morgens nach dem Aufwachen noch im Bett. Strecken und räkeln Sie sich wie eine Katze nach einem Nickerchen. Lassen Sie Töne zu. Genüsslich lassen Sie mehr Raum in Ihrem Körper entstehen.

Tun Sie das im Verlauf des Tages immer wieder, am besten an einem offenen Fenster. Und lassen Sie sich Zeit, die Wirkung wahrzunehmen.

Warum

Strecken und räkeln schafft mehr Flexibilität und Beweglichkeit, mehr Raum in unserem Körper. Das Bindegewebe wird bewegt. Und wie Julie Henderson, die Begründerin von Zapchen Somatics, es beschreibt:

> »... wenn (das Bindegewebe) sanft gedehnt wird, erzeugt es kleine Impulse, die vom Körper als wohltuend, heilend und regenerierend empfunden werden. Wenn Sie sich strecken, zupfen Sie sanft im ganzen Körper an diesem Gewebe. [...] Wenn Sie sich geraaaade richtig strecken reagiert Ihr Bindegewebe, indem es neurochemische Stoffe produziert, die Freude auslösen« (Henderson 2022, S. 55).

Also ...

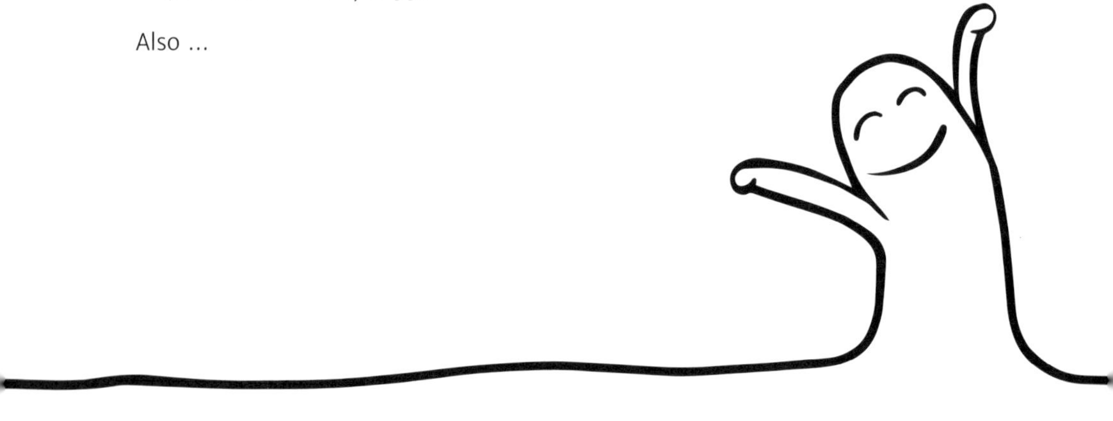

Und nun werden Sie eingeladen, die eingefahrenen Wege des »Erwachsenseins« zu verlassen und wieder (ein kleines bisschen) mit der kindlichen Freude an Bewegung und Flexibilität in Berührung zu kommen.

---

4 Arme schwingen

Was tun

Ganz einfach und ohne Anstrengung: Im Stehen schwingen Sie Ihre Arme um den Körper – halten Sie die Arme eng am Körper oder lassen Sie sie weit fliegen, wie es gerade angenehm ist. Nach einiger Zeit lassen Sie diese Bewegung langsam ausklingen und spüren der Bewegung im Körper nach.

Warum

Diese Übung regt den Stoffwechsel an und bewegt unsere Körperflüssigkeiten, vor allem aber bringt Sie uns aus Einengung und eingeschliffener Inflexibilität heraus. Unbeschwertheit und Freude werden eingeladen inmitten von allem und auch trotz allem.

Nun laden wir uns selbst ein, die Last, die wir so oft auf den Schultern tragen, abzusetzen. Wir erlauben Schultern und Nacken sich zu entspannen und finden vielleicht neue Wege mit den »Lasten« umzugehen. Manche sind gar nicht »unsere« und wir können sie einfach absetzen und vergessen – und manche können wir eher wie einen dicken Ball rollen als Sie zu tragen. Machen Sie diese Übung immer wieder, wenn Sie Ihre Tendenz zum Anspannen, Durchhalten und Sich-dabei-Verkrampfen spüren.

---

5 Die Last der Welt absetzen

Was tun

Stehen Sie etwa schulterbreit, heben Sie die Arme und verhaken Sie die Hände und Finger über dem Kopf ineinander. Stehen Sie einige Momente in dieser Haltung. Spüren Sie, welche Bereiche des Körpers angespannt und welche entspannt sind. Wenn Sie den Impuls spüren, setzen Sie die Arme ab und damit die ganze Last, die Sie auf den Schultern tragen. Stehen Sie noch einen kleinen Moment und spüren Sie die Wirkung. Dann wiederholen Sie die Übung und greifen mit den Händen »andersherum« ineinander. Und setzen dann wieder die Last der Welt ab.

Spüren Sie nach.

Warum

Wir haben eine große Tendenz, »die Last der Welt« auf unsere Schultern zu nehmen, die Schultern und den Nacken dabei anzuspannen und dann womöglich noch die Zähne zusammenzubeißen um »durchzukommen«. Mit dieser Übung wirken wir dieser Tendenz entgegen, wir zeigen unserem Körper – den Muskeln und dem Gewebe von Schultern und Nacken – wie es sich anfühlen kann, nicht so fest und unflexibel zu sein.

Die Einladung heute ist zu schnauben wie ein Pferd und das tut nicht nur Pferdeliebhabern gut! Probieren Sie das doch einmal, wenn Sie Mails lesen, die Ihnen nicht gefallen oder wenn Sie sich nach einem anstrengenden Gespräch wieder lockerer fühlen möchten. Am besten schnauben Sie so lange bis der Humor wiederkommt.

---

6 Pferdeschnauben

Was tun

Ganz einfach: Legen Sie die Lippen locker aufeinander, lassen Sie den Atem durchströmen, schnauben Sie wie ein Pferd.

Warum

Pferdeschnauben ist eine einfache Möglichkeit, Spannung loszulassen und damit vielleicht auch ein paar unangenehme Gefühle.

Und wenn der Bereich um den Mund mit mehr Flüssigkeit versorgt wird und sich der Mundbereich voller und saftiger anfühlt, können wir Fülle und Wohlbefinden wieder viel besser wahrnehmen.

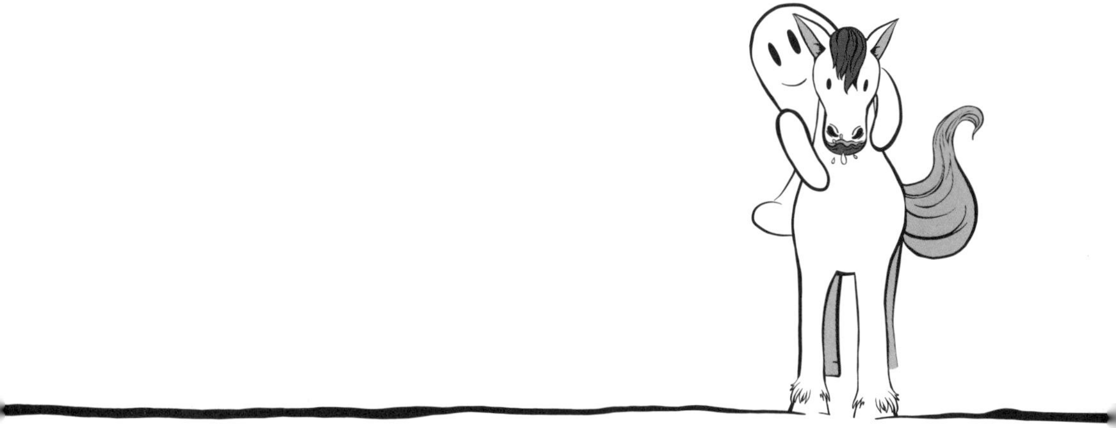

Nun wird es auch noch albern und erinnert wirklich an Kinderspiele. Aber probieren Sie es mal aus. Zunächst vielleicht, ohne dass es jemand mitkriegt und dann ...

---

7 Grimassen schneiden

Was tun

Schneiden Sie Grimassen. Bringen Sie all die kleinen Muskeln in Ihrem Gesicht, die so oft »erwachsen und cool« stillhalten müssen in Bewegung. Vielleicht gibt es sogar Töne dazu ...

Warum

Zunächst einfach, weil es Spaß macht. Wir wissen – unter anderem aus der Forschung von Paul Ekman – dass wir nicht nur ganz bestimmte Gesichtsausdrücke bei ganz bestimmten Emotionen haben, sondern dass wir auch durch Gesichtsausdrücke Emotionen hervorrufen können. Grimassen schneiden, Gesichtsmuskeln bewegen hilft aus Starre, aus Festhalten und Feststecken heraus. Es entsteht Lockerung nach innen und nach außen.

Und auch hier wird der Flüssigkeitsdurchlauf durch das Gewebe im Gesicht erhöht – das wirkt wie eine Verjüngungskur.

Unsere Augen und die Anspannung um unsere Augen herum bestimmen unseren »Blick auf die Welt« mit. Wenn wir verunsichert sind, spannt auch unser inneres Kontrollbedürfnis die Muskeln um unsere Augen herum an. Wir versuchen zu sehen, »was auf uns zu kommt«. Wir versuchen mit den Muskeln um unsere Augen aber auch etwas von uns fernzuhalten, was unübersehbar da ist. Diese Übung ist eine Einladung zum Lösen von Spannung und zu einem entspannteren Blick.

---

8 Augenrollen

Was tun

Schließen Sie die Augen. Schauen Sie hinter geschlossenen Augenlidern nach oben, dann zu einer Seite, dann nach unten, dann zur anderen Seite und wieder nach oben. Machen Sie das so langsam, dass Sie die Bewegung gut spüren können. Wiederholen Sie das Rollen.

Machen Sie eine kleine Pause und wiederholen Sie das in die andere Richtung zwei- bis dreimal.

Legen Sie die Hände für eine kleine Weile schützend über die Augen und lassen Sie Ihre Augen in diesem Schutz etwas ausruhen.

Dann öffnen Sie die Augen wieder.

Warum

Bei ständiger Anspannung der äußeren Augenmuskeln wird das Muskelgewebe immer weniger mit Flüssigkeit versorgt und die Anspannung verfestigt sich. Dieses angespannte Sehen trennt uns von der »Außenwelt«, wir sehen dann eher Anforderungen als Verbindung. Auch der Blickkontakt zu unseren Mitmenschen wird »verdinglicht«, wir spüren die Verbindung weniger. Und um die immer vorhandene Schönheit der Welt wahrzunehmen, braucht es einen weichen Blick.

Denn: Es geht nicht darum, wo man hinguckt, sondern was man da sieht.

Heute kommt eine Einladung sich im Wortsinn »hängen zu lassen«.

9 Lassen Sie sich hängen

Was tun

Stehen Sie zunächst aufrecht, Füße etwa schulterbreit. Beginnen Sie damit, den Kopf hängen zu lassen und lassen Sie sich dann allmählich vom Gewicht des Kopfes und dann vom Gewicht der Arme nach unten ziehen ins »ehrgeizlose Hängenlassen«. Ehrgeizlos deshalb, weil es überhaupt nicht darauf ankommt, wie weit Sie nach unten kommen. Lassen Sie auch die Knie locker und vielleicht leicht gebeugt und genießen Sie die Entlastung des Rückens.

Wenn Sie den Impuls spüren sich wieder aufzurichten, tun Sie das langsam, Wirbel für Wirbel. Stehen Sie einen Moment und erlauben Sie Ihrem Körper »seinen Stand« wiederzufinden.

Warum

Wir entlasten damit den Rücken – die Muskeln entlang der Wirbelsäule, die Wirbelsäule selbst. Wenn wir uns dann achtsam aufrichten und es unserem Körper überlassen, seinen Stand zu finden, tariert sich unser Körper neu aus und sucht von selbst nach der bestmöglichen Auf- und Ausrichtung. Anstrengung kann sich lösen. Und wir finden auf anstrengungslose Art aufs Neue »unseren Stand«.

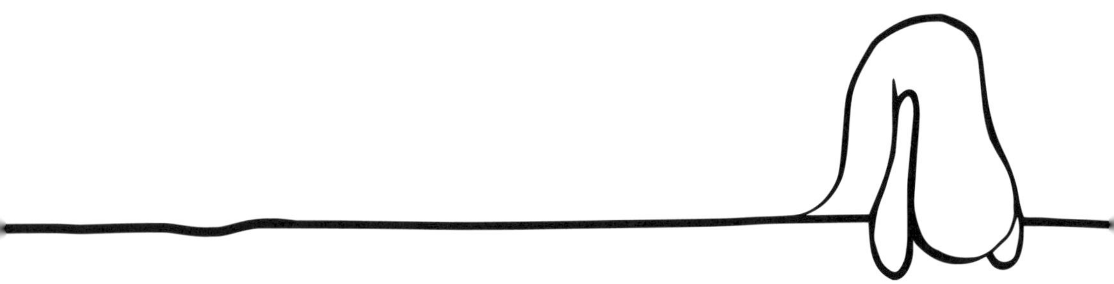

Weite und Offenheit erleben wir gern. Heute ist die Einladung zu einer kleinen Übung, die körperlich gute Bedingungen dafür schafft, Weite und Offenheit oder auch mehr Freiheit zu erleben.

---

10 Zwischenrippenräume weiten

Was tun

Üben Sie am besten im Stehen. Strecken Sie einen Arm nach oben und legen Sie die Hand der anderen Seite auf die Rippen. Dehnen Sie sich so zur Seite und leicht nach hinten, dass Sie die Weitung der Zwischenrippenräume spüren können. Atmen Sie weiter. Kommen Sie zurück und machen Sie es dann auf der anderen Seite.

Dann legen Sie die Handrücken auf die hinteren Rippenbögen, dehnen sich dabei zur Seite und leicht nach vorne. Kommen Sie zurück und genießen Sie die nächsten (wahrscheinlich tieferen) Atemzüge.

Warum

Stress und Anspannung lassen ein Zusammenziehen im Gewebe entstehen. Wenn wir Zwischenrippenräume weiten, entsteht mehr Raum im Oberkörper, damit auch mehr Raum für die Lungen. Der Atemfluss kann wieder tiefer werden. Dies erleben wir als Weite und vielleicht auch als Freiheit.

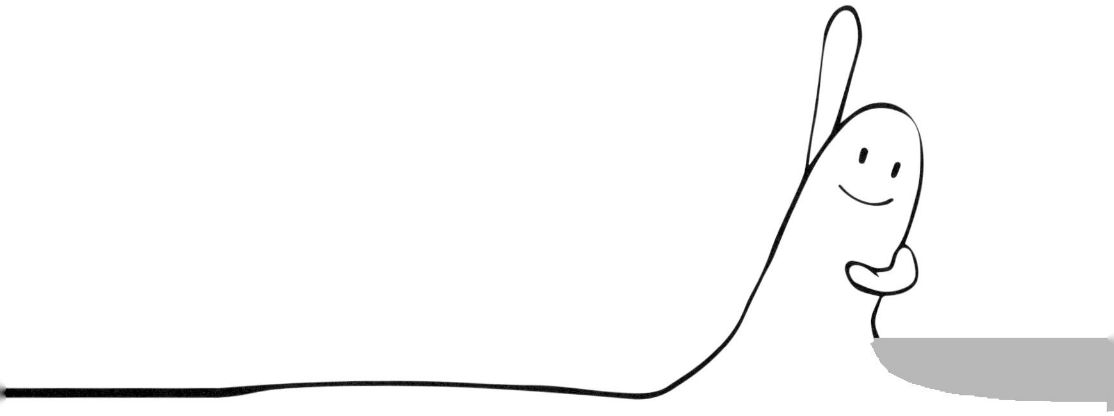

Diese Übung ist eher für ruhige Momente geeignet. Wenn Sie eine kleine Pause nur für sich haben oder auch vor dem Einschlafen. Schon fünf Minuten machen einen Unterschied – 20 Minuten sind wunderbar.

11 Sich mit dem Atem anfreunden

Was tun

Machen Sie die Übung am besten im Liegen und in Rückenlage. Spüren Sie den Boden unter sich. Und kommen Sie mit Ihrer Aufmerksamkeit zur Wahrnehmung des Atemflusses. Nehmen Sie ganz schlicht wahr, wie Ihr Atem ein- und ausfließt. Bleiben Sie bei einfacher Wahrnehmung. Lassen Sie den Atem so fließen, wie er es gerade tut – in unregelmäßigen Wellen, von denen keine genauso so ist wie die vorherige. Nehmen Sie wahr, wie Ihr Körper durch die Atemwellen bewegt wird, wie vielleicht der Bauch sich hebt, der Brustkorb sich weitet, die Schultern sich bewegen. Nehmen Sie die beständige Veränderung wahr, die mit dem Atemfluss geschieht.

Weiten Sie Ihren Wahrnehmungsraum, werden Sie zum Beobachter oder zur Beobachterin der Bewegung, so als würden Sie am Strand den anbrandenden Wellen zuschauen. Lockern Sie den Impuls, den Atem kontrollieren zu wollen und lassen Sie diesen Impuls schließlich los. Überlassen Sie sich dem Fluss des Atems. Vielleicht genießen Sie das wie einen winzig kleinen Urlaub.

Warum

Diese Übung hat viele Implikationen: Wir »üben«, uns dem Fluss des Atems (und damit dem Fluss des Lebens) mehr hinzugeben. Wir freunden uns mit der Wahrnehmung von ständiger Veränderung an. Wir geben unserem Körper mehr Raum und Freiheit seinen eigenen stimmigen Rhythmus zu finden. Wir ruhen uns wirklich aus.

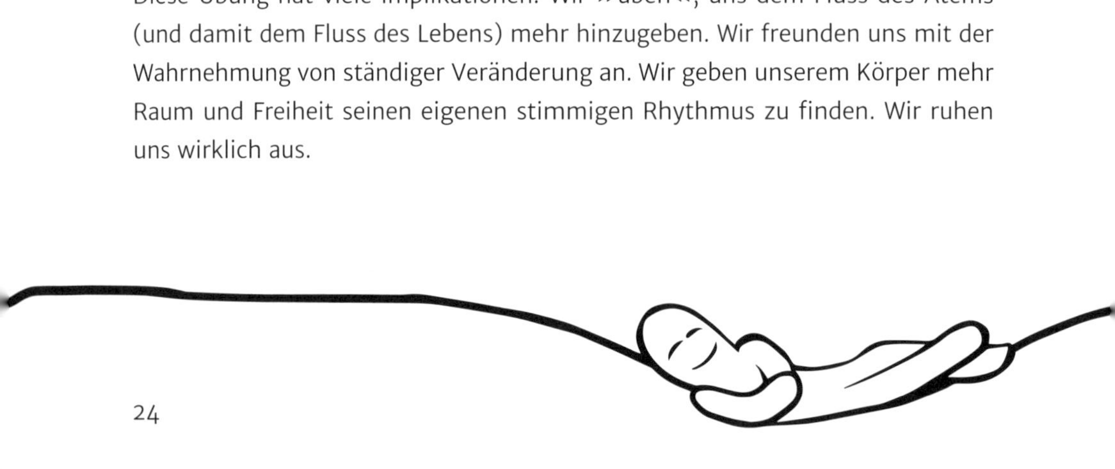

Mit den vorherigen Übungen sind Sie schon darauf vorbereitet, auch das ganz Schlichte wahrzunehmen und zu genießen.

---

12 Da sein

Was tun

Machen Sie eine oder mehrere der kleinen Übungen. Kommen Sie zurück zum einfachen Stehen, Sitzen oder Liegen. Halten Sie die Wahrnehmung Ihres ganzen Körpers in Ihrer Aufmerksamkeit, spüren Sie Ihren Körper, spüren Sie sich in Ihrer Lebendigkeit. Nehmen Sie den Fluss des Atems wahr, ohne die Wahrnehmung darauf einzuengen. Und lassen Sie alles, wie es gerade ist.

Erlauben Sie sich so entspannt oder angespannt zu sein, wie Sie gerade sind. Erlauben Sie sich die momentane Stimmung und Ihre Gefühle ohne etwas zu verändern. Erlauben Sie sich »da« zu sein, selbst wenn Sie vielleicht gerade unzufrieden mit sich sind.

Spüren Sie Ihren Kontakt zum Boden und nehmen Sie wahr, dass der Boden Sie trägt und keine Bedingungen stellt, wie Sie sein sollten.

Warum

Die Erde, unser Boden, stellt keine Bedingungen an uns. Halt und Sicherheit durch den Boden müssen nicht durch Wohlverhalten erkauft werden. Es kann tiefe Entspannung bewirken, wenn unser KörperSein beginnt, das zu verstehen.

Und hier sind Sie eingeladen zu einer der wesentlichen Übungen im Zapchen Somatics – zum Nickerchen.

---

13 Nickerchen

Was tun

Wann immer Ihnen danach ist und wann immer Sie die Möglichkeit dazu haben, machen Sie ein kleines Nickerchen (schon fünf bis sechs Minuten sind wunderbar, 10–20 Minuten können eine Wonne sein).

Legen Sie sich hin, machen Sie es sich wirklich bequem und dösen Sie vor sich hin oder schlafen Sie wirklich. Vielleicht legen Sie für fünf Minuten im Sitzen den Kopf auf den Schreibtisch oder verschwinden für fünf Minuten auf der Toilette und suchen Sie dort nach einer (einigermaßen) bequemen Position.

Wenn Sie die Möglichkeit dazu haben, machen Sie vorher ein- oder zwei der Übungen, die Sie schon kennen. Danach recken und strecken Sie sich ausgiebig.

Warum

Nun einfach, weil es guttut. Nickerchen helfen, aus dem zu lernen, was wir vorher getan haben, und sie wecken Kreativität für anstehende Aufgaben. Unser Gehirn findet aus festgefahrenen Schleifen heraus, Anstrengungsmuster werden unterbrochen und unser Körper kann neu Energie finden.

> »Der Grund, weshalb ein Nickerchen so wichtig, ja sogar wesentlich ist, ist der, dass die Übungen ohne das Einnicken nur Arbeit, Aufgaben und Anstrengung sind. Wir machen Sie zwar, aber wir lernen nicht daraus. Sie bilden dann nur einen weiteren Teil unseres Stressprogramms, anstatt der Ausweg aus unserem gewohnten Stress zu werden« (Henderson 2022, S. 31).

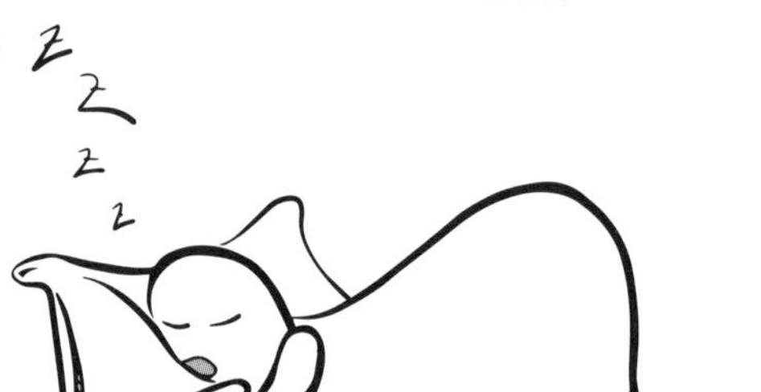

Und hier geht es um Kontakt zum Boden. Wir laden unsere Füße ein, die Wahrnehmung des Kontakts zum Boden deutlicher werden zu lassen.

---

14 Füße abrollen

Was tun

Stellen Sie sich hin, bringen Sie ihr Gewicht hauptsächlich auf den rechten Fußballen und rollen Sie den Fuß nach hinten ab. Machen Sie das Gleiche mit dem linken Fuß. Und dann immer abwechselnd mit beiden Füßen und deutlichem Druck. Stehen Sie danach still und nehmen Sie den Kontakt der Füße zum Boden wahr. Mit den nächsten Atemzügen lassen Sie die Spannung, die Sie in den Füßen spüren, beim Ausatmen in den Boden abfließen. Und ruhen Sie sich aus.

Warum

Wir leben manchmal wie auf einer heißen Herdplatte. Wir wollen möglichst wenig Kontakt zum Boden und schnell die Energie wieder nach oben ziehen, wenn der Kontakt entsteht. Das raubt uns die Sicherheit und auch den Frieden, die wir in Momenten mit Kontakt zum Boden spüren können. Wenn wir die Wahrnehmung und die Sensibilität durch diese Übung zu den Füßen bringen, kann sich unsere Wahrnehmung für diese Grundsicherheit öffnen.

Wann haben Sie sich das zum letzten Mal erlaubt?

15 Trampeln

Was tun

Im Stehen oder, wenn das nicht möglich ist, im Sitzen, beginnen Sie zunächst langsam und vorsichtig zu trampeln. Wenn Ihre Füße und vor allem Ihre Gelenke dazu ja sagen, dann steigern Sie das Trampeln. Und wenn Sie in der richtigen Umgebung dafür sind, lassen Sie dabei auch Töne und Geräusche entstehen, die Ihnen Spaß machen. Lassen Sie das Trampeln zur Ruhe kommen und nehmen Sie bewusst den Kontakt zum Boden wahr. Und dann ruhen Sie sich aus und genießen Sie die Ruhe.

Warum

Diese Übung vergewissert uns des Kontakts zum Boden, unsere Füße können den Boden deutlicher spüren. Wir spüren dabei auch die Festigkeit des Bodens, den Halt, den er geben kann, und dass wir nicht vorsichtig sein müssen, wenn wir uns ihm anvertrauen. Manchmal kann das eine Einladung für tiefe Entspannung sein und wir legen uns nach der Übung einfach auf den Boden zum Ausruhen.

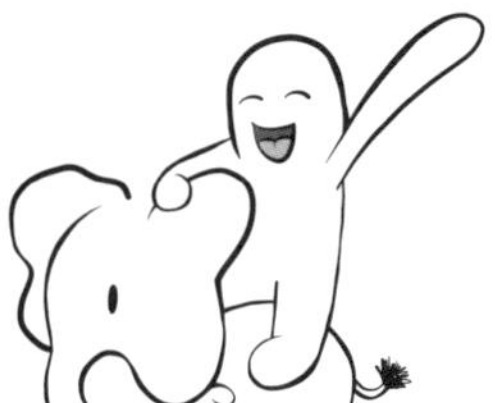

Diese Übung könnte durchaus einen Kaffee ersetzen. Probieren Sie sie einmal aus, wenn Sie sich einen Extraschub Energie wünschen.

16 Choo Choo stampfen

Was tun

Das ist nicht ganz einfach zu beschreiben: Winkeln Sie die Arme an, machen Sie kleine, deutlich stampfende Schritte und verwandeln sie sich (gefühlt) in eine Lokomotive. Gehen Sie stampfend und mit lauten »tsch, tsch, tsch« durch den Raum.

Warum

Diese Übung bewirkt vieles auf einmal: Wir spüren deutlicher den Kontakt zum Boden, wir erhöhen unsere Energie und höchstwahrscheinlich haben wir ein albernes Vergnügen. Präsenz und Stabilität werden spürbar. Wenn Sie jemand befremdet anschaut, laden Sie zum Mitmachen ein!

Übrigens: Sie müssen trotzdem nicht auf Ihren Cappuccino verzichten.

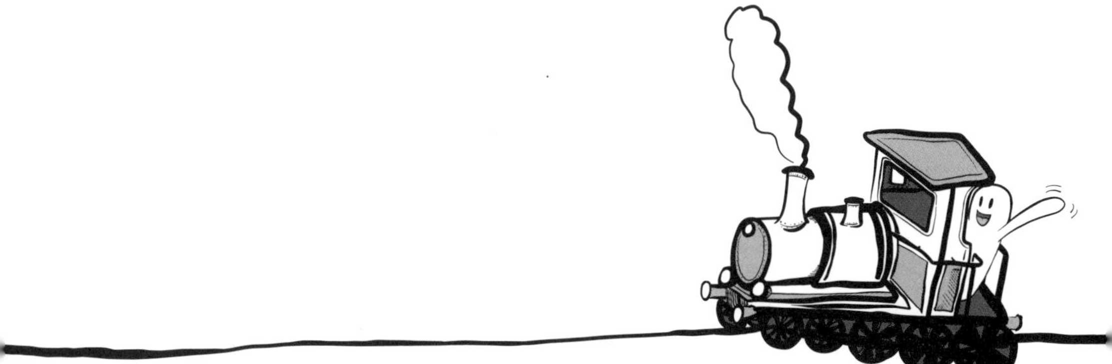

Das wäre eine schöne Feierabendbeschäftigung ...

17 Füße massieren

Was tun

Massieren Sie Ihre Füße.

Machen Sie sich bewusst, was Ihre Füße den lieben langen Tag für Sie tun. Und jetzt nehmen Sie sich Zeit, mit Dankbarkeit für all das, in aller Ruhe Ihre Füße zu massieren. Lassen Sie sich Zeit für alle Teile des Fußes: die Zehen, den Mittelfuß, die Ferse, den Knöchel. Lassen Sie Ihren Fuß Ihre Dankbarkeit spüren. Und genießen Sie die Wirkung.

Sie können auch zunächst einen Fuß »einfach so« massieren und beim zweiten Fuß bewusst Dankbarkeit in die Berührung mit einfließen lassen. Bemerken Sie den Unterschied.

Warum

Nun, zum einen haben die Übungen der letzten Wochen deutlich gemacht, wie wichtig unsere Füße für unseren Kontakt zum Boden sind für unsere Empfindung von Sicherheit und Stabilität. Die Füße haben sich liebevolle Zuwendung also schon lange verdient.

Zum anderen können wir hier wahrnehmen, wie sehr Präsenz und Intention in der Berührung die Wirkung von Berührung verändert.

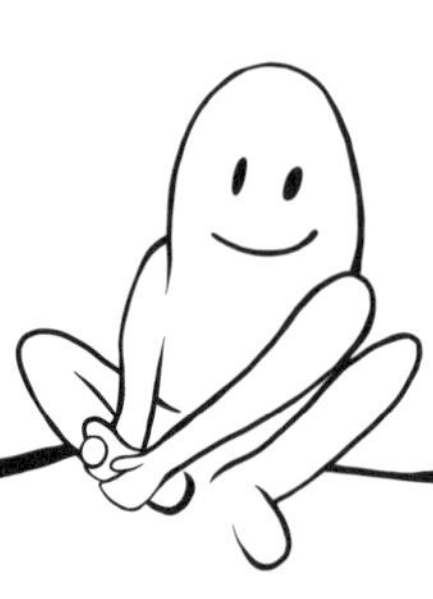

Diese Übung kann man für einige Minuten einfach zwischendurch machen oder sich richtig Zeit nehmen. Beides kann wunderbar sein.

---

18 Sich sinken lassen

Was tun

Sitzen oder liegen Sie. Zunächst ist die Übung wahrscheinlich im Liegen einfacher. Nehmen Sie den Boden unter sich wahr. Nehmen Sie Ihren Körper wahr. Spüren Sie das Gewicht Ihres Körpers, die Wirkung der Schwerkraft, mit der Ihr Körper nach unten gezogen wird. Nehmen Sie bewusst Ihren Atem wahr und mit jedem Ausatmen lassen Sie sich mehr und mehr »in den Boden sinken«. Genießen Sie dieses Gehaltensein.

Warum

Auch diese Übung wirkt unserer Tendenz entgegen, den Boden immer nur ein bisschen zu berühren und uns ansonsten mit Anstrengung »oben zu halten«. Wir können nach und nach immer mehr Gewebeschichten unseres Körpers dazu einladen, sich dem Gehaltensein anzuvertrauen. Das kann Entspannung vertiefen und nach und nach auch das Vertrauen ins Leben, trotz aller Unwägbarkeiten.

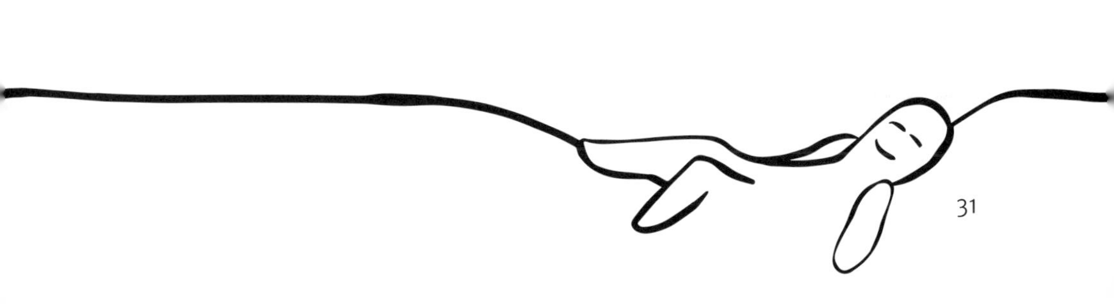

Wenn Sie sich Ihrer Grenzen vergewissern möchten oder einfach wieder zu einem klareren Gefühl für sich finden möchten …

19 Den Körper tätscheln

Was tun

Stehen Sie. Reiben Sie Ihre Hände aneinander bis Sie warm und kribbelig werden. Tätscheln Sie die ganze Körperoberfläche ab, freundlich und mit Aufmerksamkeit. Kommen Sie überall tätschelnd zu Besuch. Tätscheln Sie überall so leicht oder so fest, wie es sich gut anfühlt. Dann stehen Sie einen Moment ruhig und nehmen Sie die Empfindungen der Haut wahr.

Warum

Die Wahrnehmung von »Hier bin ich als Körper« und »Das sind meine Körpergrenzen« entsteht auch über die Wahrnehmung unserer Haut, unserem größten Organ. Die Wahrnehmung der Haut ist zugleich die Wahrnehmung der Form, die wir im Raum bilden, unsere Verortung. Und wenn wir uns im Kontakt verloren haben oder einfach spüren, dass eine Vergewisserung des »Ich bin hier« guttun würde, dann ist das Abtätscheln des Körpers die erste Möglichkeit, in das direkte Erleben davon zu finden.

Noch eine Möglichkeit der Vergewisserung eigener Körpergrenzen.

20 Muskeln greifen

Was tun

Am besten stehen Sie. Reiben Sie wieder die Hände aneinander. Dann greifen Sie mit deutlichem Druck die ganzen Muskeln entlang der Körperoberfläche. Kommen Sie in Kontakt mit den Muskeln. Drücken Sie so fest, wie es sich angenehm anfühlt. Stehen Sie dann einen Moment und nehmen Sie die »Rückmeldung« der Muskelschicht wahr.

Warum

Eine präsente Muskelschicht nehmen wir als Sicherheit im eigenen Raum wahr, als Kraft und als klare Grenze. Mit der Anspannung von Muskelschichten verdeutlichen wir zum einen unsere Körpergrenzen, zum anderen werden wir uns der Möglichkeit des Angreifens bewusst, der sinnvollen Verteidigung unseres Körperraumes, wenn es notwendig sein sollte. Das macht uns sicherer.

Eine einfache Möglichkeit zur Beruhigung. Das ist immer hilfreich.

21 Das Herz tätscheln

Was tun

Im Sitzen, Liegen oder auch Stehen tätscheln Sie mit einer Hand leicht und sehr freundlich Ihren Herzraum. Mit guten Wünschen für sich selbst nehmen Sie Kontakt zu Ihrem Herzen auf und beruhigen Sie es, wie Sie ein unruhiges Kind trösten und beruhigen würden. Legen Sie dann Ihre Hand ruhig auf den Herzraum und lassen Sie mit Ihrem Atem bewusst gute Wünsche für sich selbst in den Herzraum fließen.

Warum

Das Herz zu tätscheln ist eine der Möglichkeiten, unser KörperSein (das unser Nervensystem, unsere Neurochemie und inneren Körpersysteme einschließt) zu beruhigen und zum »Herunterruhen« einzuladen.

Eine Einladung, etwas bewusst zu tun, wonach einem doch wirklich immer wieder zu Mute ist.

---

22 Grummeln und sich beschweren

Was tun

Nutzen Sie den nächsten Spaziergang oder die nächste Pause, in der Sie allein sind, und dann legen Sie los. Grummeln und beschweren Sie sich deutlich über die Zumutungen des Lebens, vielleicht in Sätzen, vielleicht einfach nur in Tönen oder Seufzern. Werden Sie deutlich. Übertreiben Sie. Genießen Sie diese Möglichkeit.

Warum

Wir entlasten unseren Körper, unsere Organe und auch unser Immunsystem, wenn wir Beschwerden und Unmut nicht »in den Körper drücken«, sondern den deutlichen Ausdruck suchen. Und wenn wir uns das zunächst alleine ungehemmt erlauben, wissen wir danach auch besser, was vielleicht einem Gegenüber einmal deutlich ausgedrückt werden sollte oder welche Belastung wir loswerden sollten.

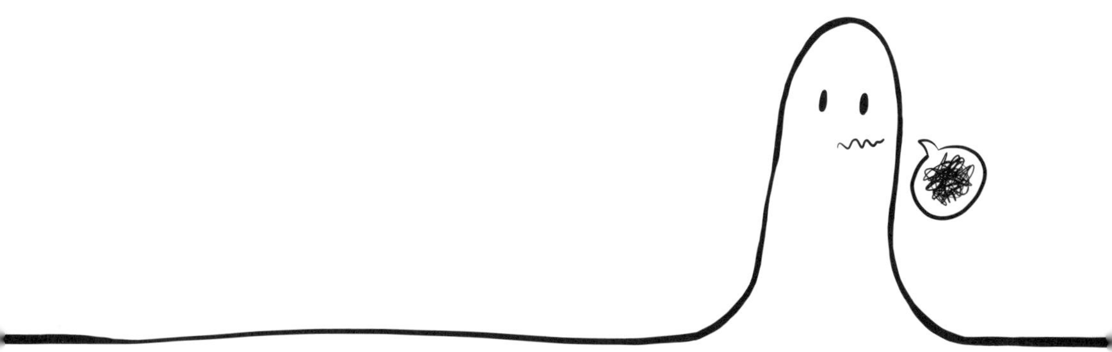

Mitten in allem soooo wichtig. Deshalb kommt hier noch einmal eine Erinnerung daran.

---

23 Wieder Nickerchen

Was tun

Nutzen Sie jede Gelegenheit, die sich Ihnen bietet. Machen Sie eine der kleinen Übungen, die Sie schon kennen und dann machen Sie es sich gemütlich. Legen Sie sich für eine kürzere oder längere Zeit hin, kuscheln Sie sich ein. Wenn nötig, stellen Sie sich einen Wecker. Schon fünf bis zehn Minuten machen einen Unterschied.

Warum

Alle Wege, die aus der Daueranstrengung führen, helfen unserem Nervensystem und unserem Immunsystem. In diesen kleinen Atempausen können die inneren Körpersysteme ihr Gleichgewicht wieder finden.

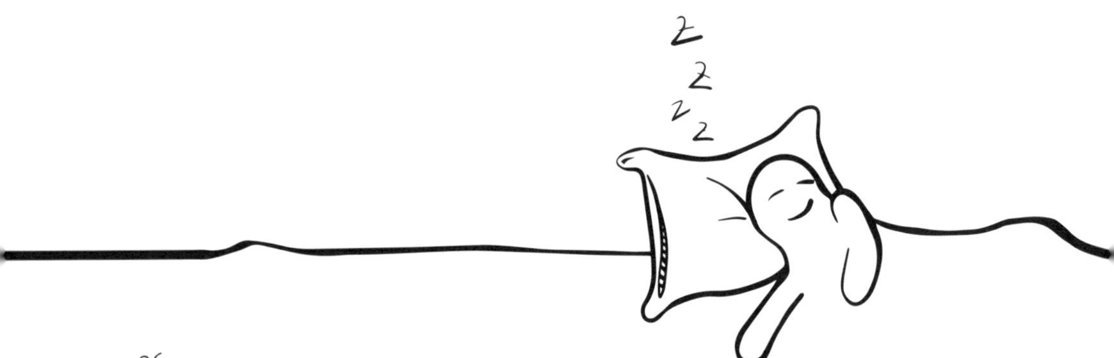

Bringen Sie sich in Bewegung. Auf ungewohnte Art und Weise.

24 Jiggeln

Was tun

Stehen Sie mit etwa schulterbreit auseinanderstehenden Füßen. Spüren Sie zunächst den Kontakt der Füße zum Boden. Dann beginnen Sie eine kleine wippende Bewegung mit den Knien zu machen, sodass eine kleine Schüttelwelle durch den ganzen Körper entsteht. Lassen Sie dieses Schütteln, das »Jiggeln«, durch den ganzen Körper fließen und laden Sie auch das Körperinnere ein, sich jiggeln zu lassen. Lassen Sie die Bewegung allmählich feiner werden und dann irgendwann verklingen. Stehen Sie noch einen Moment und spüren Sie nach.

Warum

Jiggeln ist eine der Übungen, die unterstützen, dass Körperflüssigkeiten sich bewegen, dass wir aus innerer Starre und aus Festhalten herausfinden, auch auf feiner Ebene. So erhöht sich auch unsere Möglichkeit, flexibel auf Anforderungen zu reagieren.

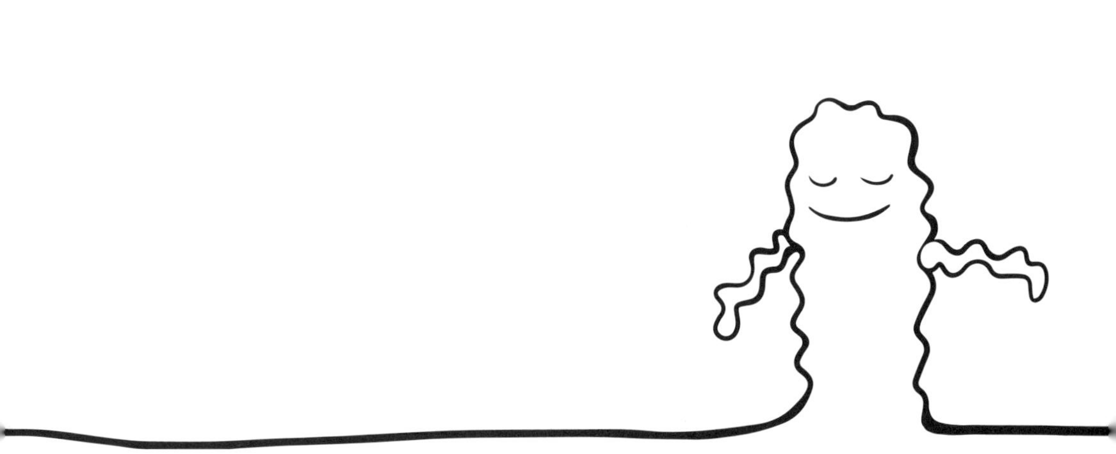

Inneres Gleichgewicht und innere Ruhe lassen sich auch durch kleine Bewegungen finden.

25 Sich wiegen

Was tun

Sitzen Sie. Am besten im Schneidersitz, aber auch sitzend auf einem Stuhl ist diese Übung möglich.

Stellen Sie sich vor, dass die Wirbelsäule sich durch den Kopf nach oben verlängert. Beginnen Sie ganz einfach, sich von einer Seite zur anderen zu bewegen, sich hin und her zu schaukeln, sich zu wiegen. Machen Sie das zunächst ganz bewusst und wenn Sie eine Bewegung gefunden haben, lassen Sie Ihre Aufmerksamkeit mehr in die Bewegung des Körpers hineinsinken. Werden Sie zu Bewegung. Wiegen Sie sich eine ganze Zeit. Dann lassen Sie die Bewegung feiner werden und irgendwann ausklingen. Spüren Sie nach.

Warum

Sich wiegen beruhigt, nicht umsonst werden Babys gewiegt. In dieser Bewegung kann unser Nervensystem zur Ruhe finden, Stress wird abgebaut. Körperflüssigkeiten bewegen sich. Wir laden unseren Körper ein, zu einem angenehmen Pulsationsmuster zu finden.

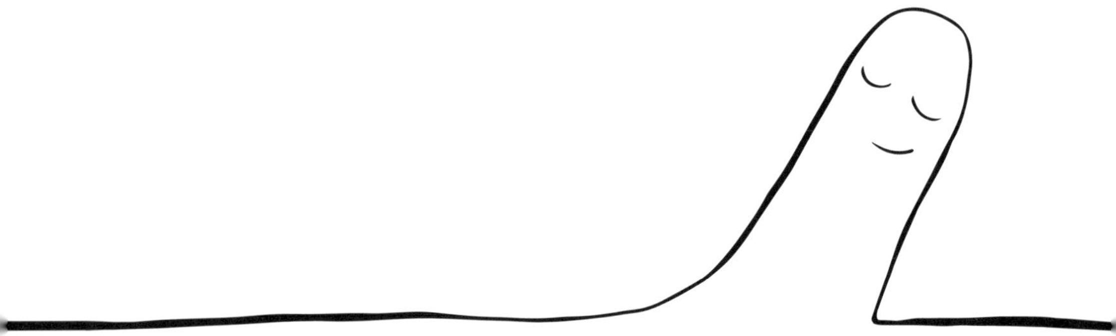

Und jetzt darf unser Herz es sich gemütlich machen.

26 Das Herz sinken lassen

Was tun

Am besten probieren Sie das im Sitzen aus. Wenn möglich so, dass Sie eine Rückenlehne haben. Machen Sie ein paar tiefe Atemzüge. Machen Sie sich das Gewebe bewusst, das hinter ihrem Herzen liegt und sozusagen ein Kissen für ihr Herz formt. Stellen Sie sich vor, wie ihr Herz sich in dieses Kissen sinken lässt, nach hinten unten, ganz gemütlich. Mit jedem Atemzug etwas mehr – das Herz sinken lassen, das Herz zur Ruhe kommen lassen. Genießen Sie. Schauen Sie sich die Welt von da aus an, in aller Ruhe, ohne gleich etwas tun zu müssen.

Warum

In unsere allgemeine Aufregung ist auch unser Herz einbezogen und das Gewebe um unser Herz. Anspannung und Aufregung kommen hier an und haben ihre Auswirkungen. Wir können ganz bewusst unser Herz einladen, sich wieder sinken zu lassen. Dann lässt auch der Drang nach, »immer sofort« etwas tun zu müssen.

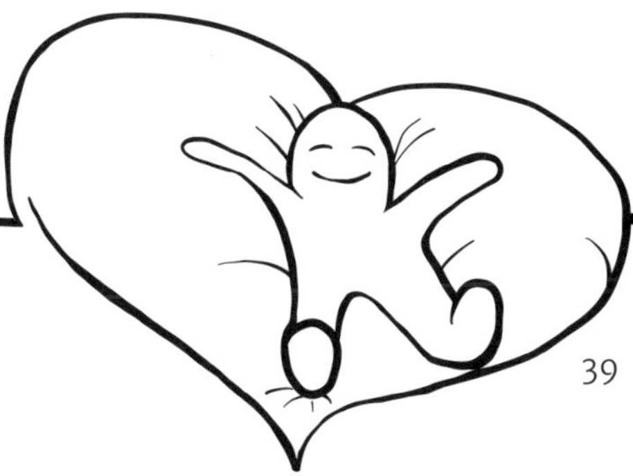

Alles, was uns immer wieder einlädt, Spannung loszulassen, ist eine gute Unterstützung. Machen Sie die Übung zwischendurch, wenn es Ihnen reicht, wenn es einfach genug ist, wenn mal wieder etwas nicht klappt oder einfach zum Vergnügen.

---

27 Prusten

Was tun
Pressen Sie die Lippen fest zusammen und pressen Sie die Luft durch. Das gibt Geräusche, die in Kinderzeiten wahrscheinlich verboten waren.

Warum
Dazu zitiere ich Julie Henderson:

> »Somatisch gesehen ist Prusten eine Ermutigung, sich in das Gewebe hinein plumpsen zu lassen, das angesichts von Herausforderungen gewohnt ist zu kollabieren. Die psychologische Dimension dieses Sich-Fallenlassens besteht darin, spielerische Heiterkeit und Vertrauen wieder herzustellen und die Folgen von Resignation zu reduzieren« (Henderson 2022, S. 67).

Oder auch ganz einfach: Manchmal hilft nur etwas, das ungezogen und trotzig daherkommt.

Absurdes braucht absurde Maßnahmen, Einengendes braucht Befreiendes, der Ernst des Lebens muss manchmal in die Schranken verwiesen werden.

28 Komisch sprechen

Was tun

Legen Sie die Zungenspitze hinter die untere Zahnreihe. Lassen Sie die Zunge breit und schwer werden. Die Zunge darf »sich hängen lassen«. Erzählen Sie sich selbst die absurden Situationen, die Beschwernisse des Lebens, die kleinen und großen Ärgernisse und selbst das Bedrängende. Erfreuen Sie sich an der Quatschstimmung.

Warum

Einfach, weil es gut tut der Ernsthaftigkeit etwas entgegenzusetzen. Weil dann auch unser Inneres wieder glaubt, dass nicht alles so unendlich schwer ist, wie es uns manchmal vorkommt.

Wenn die sich Anspannung um Anspannendes herum löst, sind wir auch wieder mehr in der Lage, Lösungen für Schwieriges zu finden.

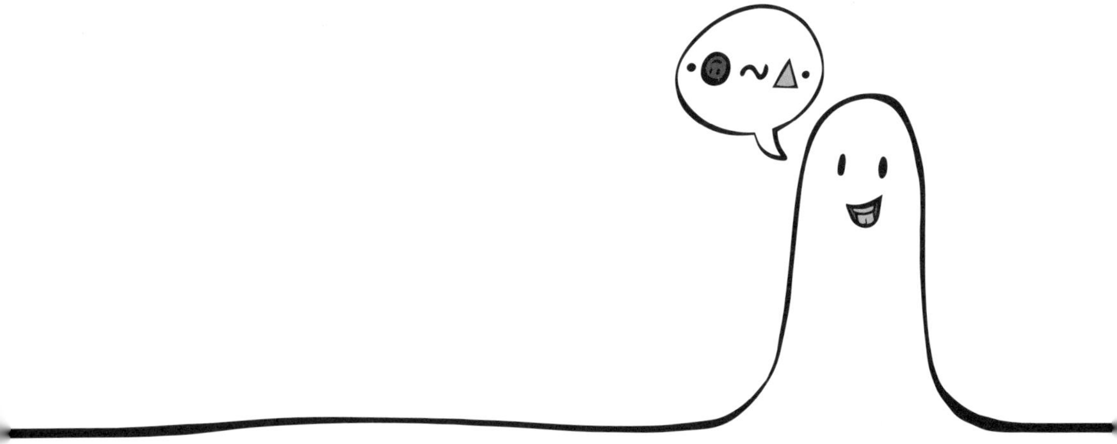

Mit dieser Übung wird ein Körperbereich innerlich berührt, zu dem wir sonst nur schwer Zugang haben.

---

29 Truthahnflattern

Was tun

Stehen Sie, strecken Sie die Arme zur Seite. Lassen Sie die Arme dann in den Ellbogengelenken nach unten fallen, sodass Unterarme und Hände nach unten zeigen. Beginnen Sie sehr achtsam und langsam eine Drehbewegung um die eigene Achse und finden Sie eine Bewegung, die Ihr Rücken akzeptiert und mag. Irgendwann lassen Sie die Arme lang werden und schwingen Sie sie aus. Spüren Sie der Wirkung im Rücken nach.

Warum

Die Übung hilft den Flüssigkeitsdurchlauf im Gewebe hinter unserem Herzen zu vergrößern. Hier spannen wir uns an, um durchzuhalten, um uns zu schützen, um durchzukommen. Wenn dieser Bereich besser durchblutet und gelockert ist, fällt es uns leichter unser »Herz sinken zu lassen« und uns ruhig und entspannt zu fühlen.

Sanfte Berührung von innen für unsere Augen. Das mögen sie gerne.

---

30 Augen entspannen

Was tun

Wir haben schon einmal die Augen gerollt (**8**). Tun Sie das noch einmal, hinter geschlossenen Lidern die Augen sozusagen kreisen lassen, sehr langsam und bedacht. Dann legen Sie Ihre Handflächen schützend über die Augen und finden Sie einen kleinen Summton, den Sie zu Ihren Augen schicken und damit das Gewebe des Auges sehr sanft berühren. Wenn der Ton verklingt, lassen Sie Ihren Augen etwas Zeit zu ruhen.

Warum

Das Gewebe unserer Augen braucht immer wieder die Einladung sich zu lockern und zu lösen. Es braucht Flüssigkeit und auch liebevolle Hinwendung. Mit dem Summton vibrieren Sie das sanfte Gewebe zart und erlauben, dass die Anspannung sich löst.

Manchmal braucht der innere Widerstand deutlichen Ausdruck.

31 Ruppig sprechen

Was tun

Schieben Sie den Unterkiefer nach vorn. Lassen Sie das Gefühl von Trotz, das dabei auftaucht, sich ausbreiten. Sagen Sie deutlich: »Nein«, womöglich häufiger.

Warum

Das klare Ausdrücken des inneren Widerstands räumt den Weg zum Ausdruck des eigenen Willens frei. Unsere Kiefergelenke können sich entspannen, wenn sie nicht mehr aufgefordert sind, den Ausdruck unseres Eigenwillens zu verhindern. Die unwillkürliche Anspannung des Kiefergelenks, die fast instinktiv verhindern soll, dass unser »Nein«, unser Widerstand, unser Nicht-Wollen deutlich wird kann allmählich dem Mut weichen, die eigene Haltung zum Ausdruck zu bringen.

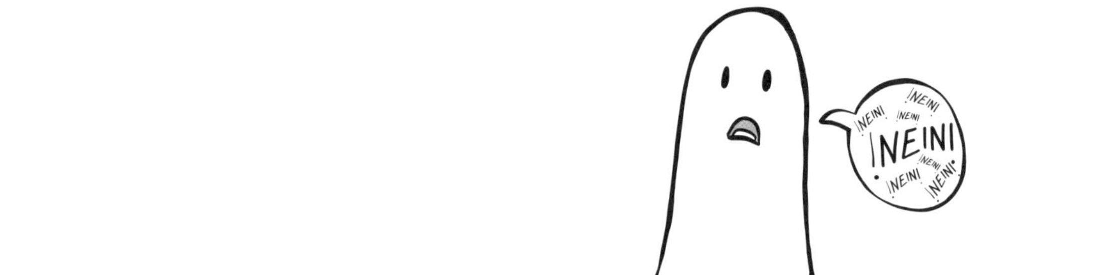

Das ist eine der einfachsten Übungen gegen Nackenschmerzen.

---

32 Kopfdrehen

Was tun

Stehen Sie. Lassen Sie den Kopf nach vorne hängen. Erlauben Sie der Nackenmuskulatur sich zu dehnen, vielleicht mögen Sie dabei seufzen. Drehen Sie den Kopf langsam zur Seite, sodass Sie über eine Schulter schauen. Spüren Sie die Dehnung, die bis in den Rücken reicht. Kommen Sie mit dem Kopf langsam wieder zurück ins Hängenlassen. Drehen Sie den Kopf zur anderen Seite über die Schulter. Bleiben Sie bei der Dehnung. Bringen Sie den Kopf zurück ins Hängenlassen. Dann legen Sie eine Hand auf die Stirn und die andere in den Nacken. Helfen Sie Ihrem Kopf beim Aufrichten und lassen Sie dann langsam los. Erlauben Sie Ihrem Kopf, seine Ausrichtung zum Körper zu finden, ohne sich dabei anzustrengen.

Warum

Weil wir uns immer wieder in größeren und kleineren körperlichen Spannungshaltungen »verfangen«, die dann nicht nur wehtun, sondern auch unsere Sicht auf die Welt bestimmen. Eine angespannte Nackenmuskulatur verstärkt die Bereitschaft, sich zusammenzuziehen, um »durchzukommen«, in der Hoffnung, dass danach alles besser wird. Eine der vielen Illusionen, die uns so oft begleiten.

Alles, was die parasympathische Reaktion aktiviert, lädt uns ein zu Entspannung und Wohlgefühl.

---

33 Schmatzen

Was tun

Befeuchten Sie zunächst Ihre Lippen mit der Zungenspitze. Dann beginnen Sie genießerisch zu schmatzen. Lassen Sie zu, dass sich dieser Genuss im ganzen Körper ausbreitet. Und machen Sie das öfter mal.

Warum

Während der Sympathikus unsere Kampf-Flucht-Reaktion hervorrufen kann, ist der Gegenspieler, der Parasympathikus, immer wieder Auslöser von Entspannung und wohligem Gefühl. Alles, was uns unterstützt, den Parasympathikus zu aktivieren, kann selbst in stressigen Situationen zur »Ruhe im Moment« einladen und diese kleinen Wohlfühlmomente hervorrufen, die dann doch einen Unterschied machen zum angestrengten Durchkommen. Oder wir erlauben uns dadurch, das (vielleicht kleine) Gute, das momentan Wohlige, was wir gerade erleben, tiefer in den Körper sinken zu lassen.

Vergessen Sie nicht: Diese Übungen kommen schlicht und unscheinbar daher und sind doch tiefgreifend wirkungsvoll. Vor allem braucht es dafür die Intention, sich etwas Gutes zu tun und die Bereitschaft, sich Zeit zu lassen für die Nachwirkung. Lassen Sie zu, dass der Atem sich vertieft, genießen Sie die kleine Unterbrechung, erlauben Sie sich »zu sich zu kommen«. Seien Sie albern und spielerisch, wenn Ihnen danach ist, lassen Sie den »Ernst des Lebens« für ein paar Minuten seiner Wege gehen.

34 Das Gesicht entspannen

Was tun

Ziehen Sie Ihr Gesicht so weit wie möglich zusammen, kneifen Sie die Augen genauso wie den Mund zu und runzeln Sie gleichzeitig die Stirn. Halten Sie diese Grimasse einen Moment. Dann lassen Sie los, lassen Sie das Gesicht hängen, erlauben Sie sich, auszusehen wie jemand, der nicht ganz bei Sinnen ist, Kiefer locker, Zunge schwer. Und wenn Sie Glück haben, rieselt die Entspannung jetzt durch den ganzen Körper, begleitet von tieferem Atem. Und dann von einem Schmunzeln?

Warum

Es gibt viele Gründe dafür. Zunächst einfach, weil es Spaß macht. Dann, weil wir so den Parasympathikus aktivieren können, der uns in entspannendes Fahrwasser bringt. Und weil die mimischen Haltungen unseres Gesichtes unsere Gefühle beeinflussen. Wenn wir also »feststecken« in angestrengter, womöglich genervter Mimik, kann diese kleine Übung unsere Gefühle verändern.

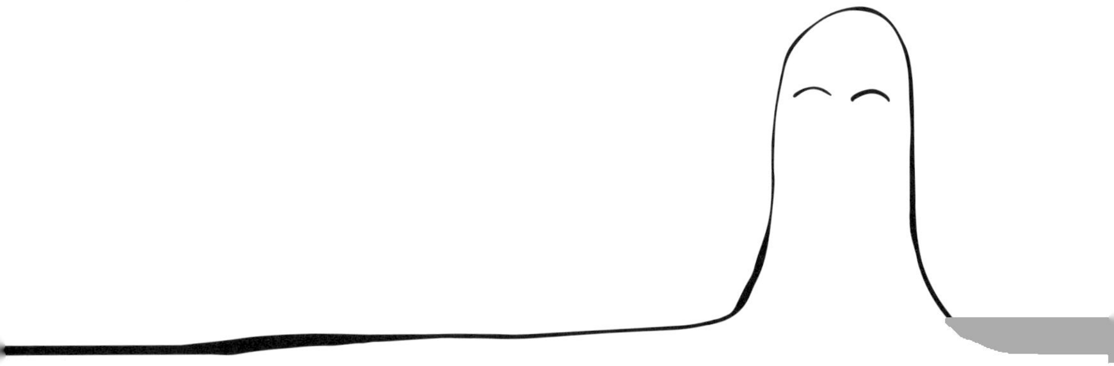

Und nun kommt eine der »fortgeschritteneren Übungen«, die sich für einen ruhigen Moment eignet.

35 Sich in Ruhe lassen

Was tun

Am besten legen Sie sich hin. Eine Hand liegt auf den Herzraum, eine Hand auf dem Bauchnabel. Spüren Sie den Atemfluss unter den Händen. Und dann? Lassen Sie sich in Ruhe. Für einige kleine oder größere Momente lassen Sie alle Ideen der Selbstveränderung oder Selbstverbesserung, alle schwierigen Problemwälzungen, alle emotionalen Verwicklungen einfach nur sein. Tun Sie nichts und lassen Sie sich. Tun Sie das, solange Sie mögen und solange Sie können. Und immer mal wieder.

Warum

Das ist für vielleicht kleine Zeiträume der Ausstieg aus der Struktur unseres alltäglichen Bewusstseinsstroms. Und kann zur wertvollen Zuflucht werden.

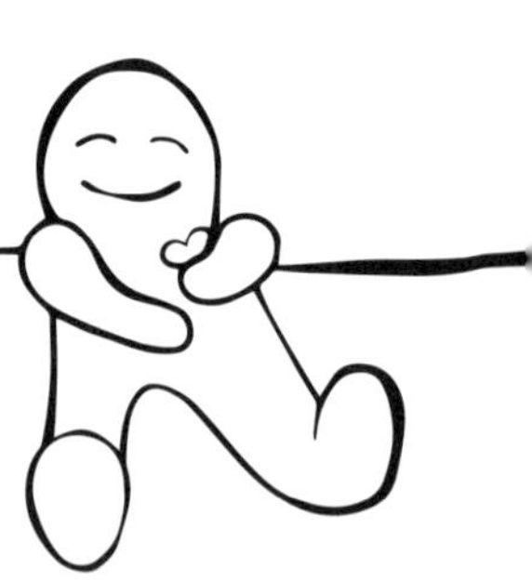

Diese Übung ist für einen der Momente, in denen Sie etwas »zum Kotzen« finden. Was ja vorkommen soll ... Manchen Menschen ist diese Übung zu krass, andere finden Sie unglaublich erleichternd. Probieren Sie es aus.

---

36 Spielerisch würgen

Was tun

Nein, die Übung ist nicht, jemandem an den Kragen zu gehen. Sie ist vielmehr eine Einladung so zu tun, als ob Sie kotzen würden. Spielerisch, so tun als ob. Mit hörbaren Geräuschen. Und möglichst mit Vergnügen an der Sache.

Warum

Diese Übung zeigt unserem Körper, dass wir bereit sind, nicht zu schlucken, was uns zuwider ist, sondern zuzulassen, dass es (hörbar) nach draußen kommt. Der gelernte Impuls zu schlucken, was uns nicht gefällt, wird unterbrochen. Damit kann bewusster auftauchen, was wir erleben und fühlen und dann auch bewusster in Handeln oder Sprechen umgesetzt werden.

Aus der Körpertherapie wissen wir, dass diese Übung mit der Zeit helfen kann, introjizierte Haltungen und Muster loszuwerden. Und für den Moment sorgt sie einfach für körperliche Erleichterung.

Sie sind eingeladen zum Hocken – in vielen Völkern eine Selbstverständlichkeit bei allen möglichen Alltagsarbeiten und selbst beim gemeinsamen Tee trinken.

37 Hocken

Was tun

Am einfachsten ist es, wenn Sie sich zunächst nach vorne hängen lassen (erinnern Sie sich an das ehrgeizlose Hängenlassen [**9**]) und dann in die Hocke kommen. Lassen Sie dabei die Fersen auf dem Boden. Und wenn das nicht möglich ist, widerstehen Sie zunächst dem Impuls, sich dafür zu kritisieren. Und dann legen Sie sich etwas stabilisierendes unter die Fersen (eine zusammengefaltete Decke, ein Kissen o. ä.). Lassen sie sich in der Hocke mehr sinken und stellen Sie sich dabei vor, dass der Beckenboden zu einer weiten Schale wird. Seufzen und stöhnen Sie. Das unterstützt, dass die Gelenke ihre Spannung nach draußen lassen können.

Warum

Mit dem Hocken und damit dem Erweitern des Beckenraums und der Spannungslösung in den Gelenken, erlauben wir unserer Körperenergie mehr »nach unten« zu sinken. Der Kontakt zum Boden wird deutlicher und die Energie im Becken gibt mehr Stabilität.

Und nah an der Erde verändert sich unser Blickwinkel – auch das ist oft von Vorteil.

Auch in schwierigen Zeiten ist es gut, sich immer wieder »nach etwas auszustrecken« und sich wieder mit dem eigenen Wünschen und Wollen zu verbinden.

38 Sich nach etwas ausstrecken

Was tun

Beginnen Sie wieder damit, sich hinzuhocken. Lassen Sie sich zunächst in die Hocke sinken. Dann strecken Sie beide Arme nach vorne aus und mit einer Bewegung, die ganz unten im Rücken beginnt, strecken Sie sich mit einem Arm nach dem anderen und mit gestreckten Händen weit, weit nach vorne aus. Stellen Sie sich vor, dass es vor Ihnen etwas sehr Begehrenswertes gibt. Und nach einiger Zeit des Streckens erlauben Sie sich das, was Sie so gerne haben möchten, in Ihrer Vorstellung auch zu erreichen und zu sich zu holen. Genießen Sie die Wunscherfüllung.

Warum

Das körperliche Ausstrecken nach etwas, erinnert uns in unserem ganzen Sein an die Möglichkeit des Haben-Wollens und uns um etwas zu bemühen. Wenn wir diese »Bahn« in unserem Körper frei machen, wird auch unser Denken freier. Und wenn wir uns wirklich erlauben, die (vorgestellte) Wunscherfüllung zu genießen, kommen wir sehr einfach mit Wohlgefühl in Berührung.

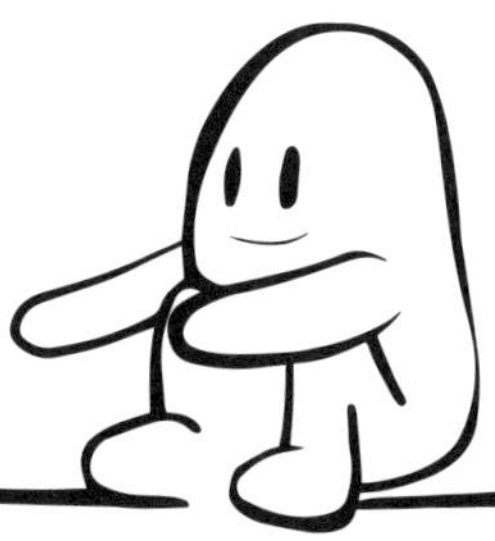

Und hier kommt sie noch einmal. Die Erinnerung daran, dass auch alles Üben zur Anstrengung wird, wenn wir uns nicht zwischendurch erlauben, uns auszuruhen ...

---

39 Und wieder Nickerchen

Was tun

Beginnen Sie mit einer Übung, die Sie mögen. Irgendeine. Dann jiggeln (**24**) Sie ein bisschen. Legen Sie sich hin und machen Sie die Übung »Sich in Ruhe lassen« (**35**) und lassen Sie sich dabei in ein Nickerchen sinken. Dösen, träumen, schlafen Sie ein bisschen (mindestens fünf bis sechs Minuten) oder betrachten Sie Ihre Gedanken wie sie kommen und gehen. Dann strecken und räkeln Sie sich ausgiebig (**3**) und wenn es Ihnen schwerfällt, wieder in Schwung zu kommen – falls das nötig ist – machen Sie »Choo Choo stampfen« (**16**).

Warum

Kleine Übungen vor dem Nickerchen machen das Nickerchen erholsamer. Das gefühlte Wissen darum, dass ich mich wieder »in Schwung« bringen kann, macht es einfacher, sich niedersinken zu lassen.

Und jedes Nickerchen durchbricht die Stressreaktion, wir kommen aus den Anstrengungsmustern heraus. Das Leben wird von einem »Notfall« wieder mehr zu einem Fluss, in dem wir uns mit dem Wasser bewegen.

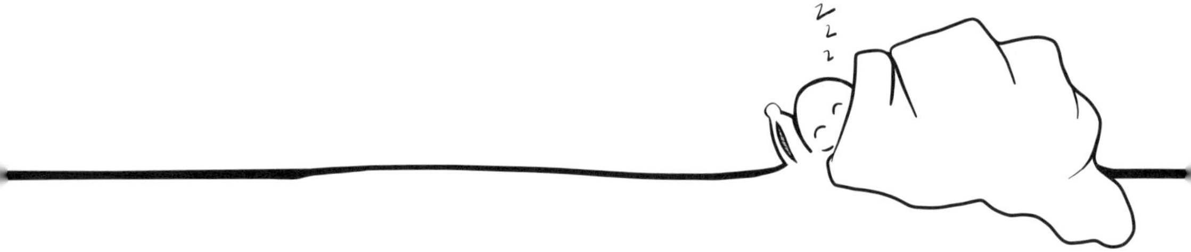

40 Kauendes Gähnen

Was tun

Tun Sie so, als ob Sie Luft kauen würden. Lassen Sie den Mund dabei offen und machen Sie ein Geräusch wie »wuah«. Tun Sie das so lange, bis der ein oder andere echte Gähner ausgelöst wird. Vielleicht sogar eine ganze Folge von Gähnern. Genießen Sie das Gähnen und die Nachwirkung.

Warum

Dass aus neurowissenschaftlicher Sicht Gähnen die effektivste, schnellste und am einfachsten zugängliche Entspannungsmethode ist, die wir kennen, haben Sie schon bei der allerersten Übung erfahren.

Manchmal haben wir uns so angespannt, dass das Gähnen nicht mehr spontan auftaucht, obwohl unser Körper ein großes Bedürfnis danach hätte. Dann können wir uns mit kauendem Gähnen zu einer kleinen Entspannungssequenz einladen. Dabei werden meist die Augen mit mehr Flüssigkeit versorgt und unsere Denkschleifen werden unterbrochen. Das ist einen Versuch wert.

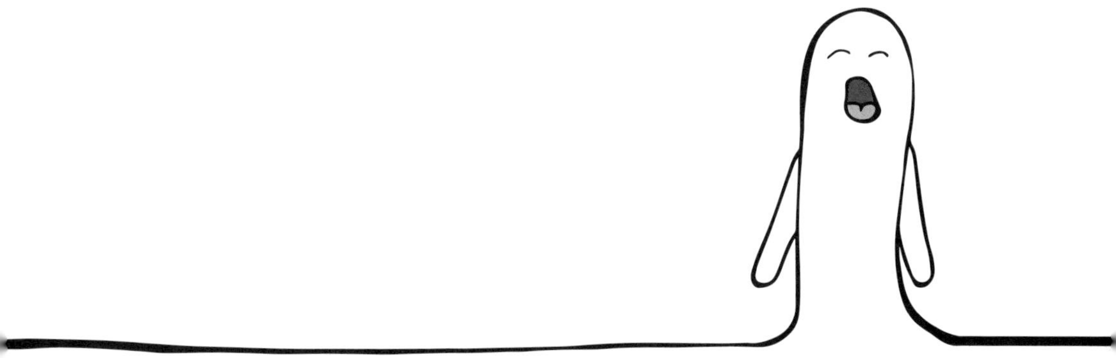

Nicht nur in Krisenzeiten kann uns die Wahrnehmung von »Mangel« überfallen. Diese Übung ist eine Einladung, die Sinne wieder zu öffnen.

41 Fülle atmen

Was tun

Liegen oder sitzen Sie. Kommen Sie mit einem Teil Ihrer Aufmerksamkeit zu Ihrem Atem. Spüren Sie, wie die Atemluft ein- und ausströmt. Die Übung »Sich mit dem Atem anfreunden« (**11**) kann Sie an dieser Stelle unterstützen, nicht eng zu werden in Ihrer Wahrnehmung.

Richten Sie die Aufmerksamkeit auf die Luft, die Sie einatmen. Nehmen Sie wahr, dass der Sie umgebende Raum diese Luft enthält und zur Verfügung stellt. Sie müssen nichts tun. Ihr Körper atmet, einfach und ohne bewusste Steuerung. Wohltuende Wellen strömen in den Körper und wieder heraus. Jede dieser Wellen versorgt Sie mit der Luft, die Sie brauchen. Einfach. Anstrengungslos. Und dann lassen Sie diese bewusste Wahrnehmung los und genießen das Gefühl von basalem Versorgtsein.

Warum

Gefühlte Frustration, wahrgenommener Mangel und Ängste, es könnte nicht genug für uns da sein, beeinflussen unser Erleben auf allen Körperebenen. Dies kann unsere Wahrnehmung bis in tiefste Gewebeschichten hinein verstellen für das, was da ist, was möglich ist, was wir haben. Die Rückkehr zur einfachen Wahrnehmung der Grundversorgung an Atemluft, die uns umgibt, gibt ein Signal an unseren Körper, die uns umgebende Fülle wieder wahrzunehmen. Von da aus können wir besser entscheiden, was wir wirklich brauchen. Und was wir dafür tun können, es zu bekommen.

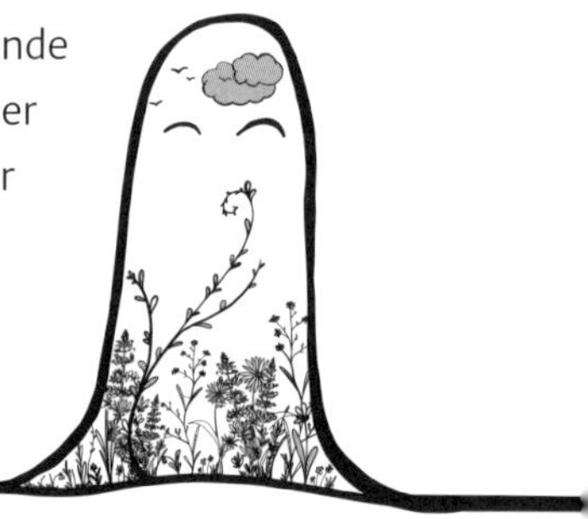

Diese Übung ist eine Einladung, unsere Wahrnehmung wieder zu erweitern.

42 Dankbarkeit

Was tun

Liegen oder sitzen Sie. Werden Sie sich kleiner Dinge bewusst, die Ihnen guttun, die einfach da sind, die keine Anstrengung brauchen. Erlauben Sie sich, dankbar zu sein dafür. Und verweilen Sie etwas bei diesem Gefühl der Dankbarkeit.

Lassen Sie zu, dass die Dankbarkeit sich in Ihrem Herzraum ausbreitet. Genießen Sie dieses Gefühl, die begleitenden Empfindungen und die Stimmung, die dabei auftaucht.

Warum

Die Wahrnehmung der Fülle des Guten in unserem Leben geht leicht unter im Stress, in der Anstrengung, in den Sorgen und Nöten, die wir erleben. Die bewusste Erinnerung daran, und vor allem die Dankbarkeit dafür, kann unseren Wahrnehmungsraum erweitern und uns wieder mehr verankern, in dem, was da ist, was wir haben, was uns unterstützt – inmitten von und trotz allem.

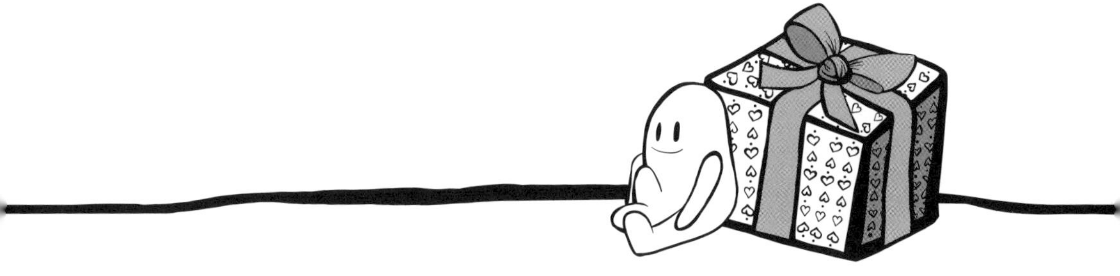

Viel zu oft sind wir aufgefordert »vernünftig« zu sein.

43 Unbehagen ausdrücken

Was tun

Zunächst erlauben Sie sich, Ihr Unbehagen mit einer Situation, mit einer Information, mit einem Gegenüber überhaupt zu bemerken. Wenn es nicht möglich erscheint, in der Situation zu reagieren, suchen Sie sich gleich danach einen Raum, in dem Sie für einen Moment ungestört sind.

Spüren Sie das Unbehagen und finden Sie einen Ausdruck dafür, schneiden Sie Grimassen, machen Sie Töne, schütteln Sie sich, machen Sie Pferdeschnauben, prusten Sie. Am besten so lange, bis Sie sich amüsieren dabei.

Warum

Spannung und Unbehagen, die keinen Ausdruck finden, werden leicht »in den Körper gedrückt« und führen irgendwann zu deutlicher körperlicher Anspannung. Je früher wir Unbehagen bemerken und zunächst für uns selbst ausdrücken können, desto freier bleibt unser Körper von dieser Spannung. Und da wir das Unbehagen bewusster wahrnehmen, können wir auch bewusster Reaktionsmöglichkeiten finden.

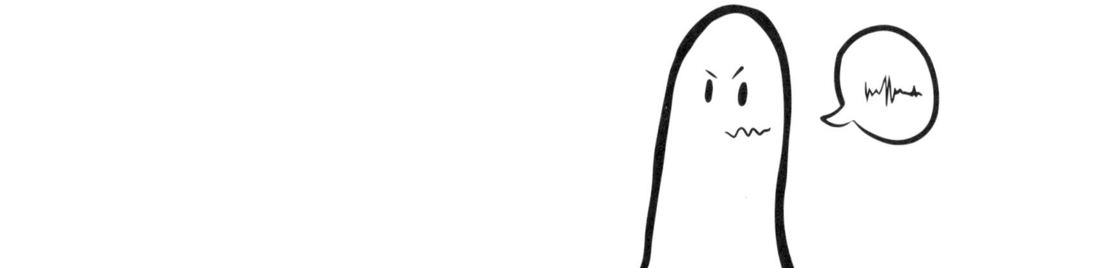

Weite im Körper tut immer gut.

---

44 Brustkorb weiten

Was tun

Setzen Sie sich auf den Boden oder auf einen Stuhl. Stützen Sie die Hände auf den Oberschenkeln ab, strecken Sie die Arme durch. Aus dieser Haltung schieben Sie das Brustbein so weit wie möglich nach vorn. Halten Sie einen Moment die Position. Dann ziehen Sie das Brustbein nach hinten zurück und rollen Sie sich etwas ein. Gehen Sie ein paar Mal zwischen diesen Positionen hin und her so wie es Ihnen guttut. Genießen Sie den Raum, den Sie in der Brust spüren.

Warum

Das Weiten des Brustkorbes und die Beweglichkeit des Brustbeins erlauben uns, Fülle wahrzunehmen. Die größere Flexibilität erlaubt uns auch wahrzunehmen, was wir wollen und wünschen, ohne in Vergeblichkeit oder Nachdruck zu verfallen.

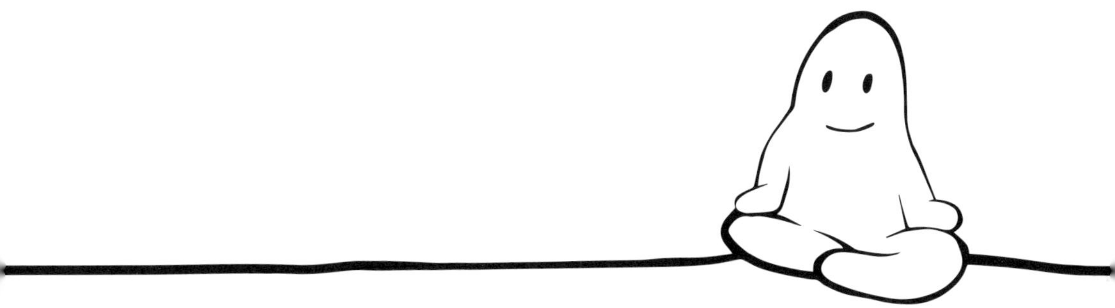

Auch wenn es manchmal schwerfällt, mit der Zeit wird es leichter ...

---

45 Lächeln

Was tun

Nun: lächeln Sie.

Lächeln Sie Ihr Gegenüber an, selbst am Telefon.

Lächeln Sie sich selbst zu.

Lächeln Sie Ihrem Herzen zu, Ihrem Darm, Ihren Lungen etc. (Sie müssen es ja niemandem erzählen.)

Beobachten Sie die Wirkung und freuen Sie sich daran.

Warum

Die neurowissenschaftliche Forschung sagt uns, dass wir mit Lächeln großen Einfluss auf unsere eigene Stimmung haben und damit auch unser Umfeld beeinflussen. Wir können sogenannte positive Gefühle und Wahrnehmungen damit hervorrufen und bestärken.

Erinnern Sie sich.

---

46 Hüpfen

Was tun

Wissen Sie noch? Auf einem Bein einen kleinen Hüpfer, dann auf dem anderen Bein. Probieren Sie es. Zunächst mal, wenn Sie alleine sind, zum Ausprobieren. Dann auf Wegen am Arbeitsplatz oder zu Hause.

Warum

Das ist eine der einfachen Möglichkeiten, Lebensfreude in uns wachzurufen. Unser Körper erinnert sich sofort an unbeschwertes Kindheitshüpfen. Außerdem hilft ein bisschen Albernheit sowieso häufig.

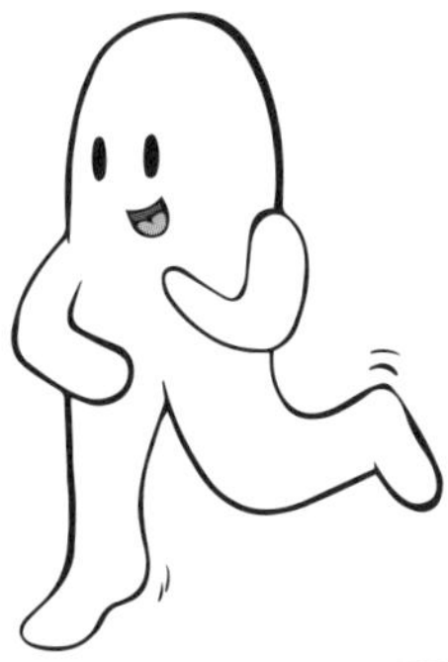

47 Ausdehnen und zusammenrollen

Was tun

Im Stehen strecken Sie die Arme weit nach oben und dann so weit zur Seite, dass ein V entsteht. Beginnen Sie aus dieser Haltung sich ganz langsam und vorsichtig mit den Armen und dem Rücken nach hinten zu bewegen. Spüren Sie die Dehnung und Weitung. Sobald Sie den Impuls dazu verspüren, nehmen Sie die Arme herunter, verschränken Sie sie vor der Brust, rollen Sie den Rücken ein, ziehen Sie sich zusammen. Bleiben Sie so, bis der Impuls zum Ausstrecken und Weiten wiederkommt und folgen Sie ihm dann.

Gehen Sie mit dieser Bewegung einige Male hin und her.

Warum

Alles Lebendige ist Pulsation. Wir haben ein natürliches Bedürfnis nach Hin- und Herbewegung zwischen Öffnung und Verschließen. Mit dieser Übung erlauben wir uns auf Körperebene, diese Impulse wieder zu spüren und ihnen zu folgen. Das bringt mehr Flexibilität und Freiheit.

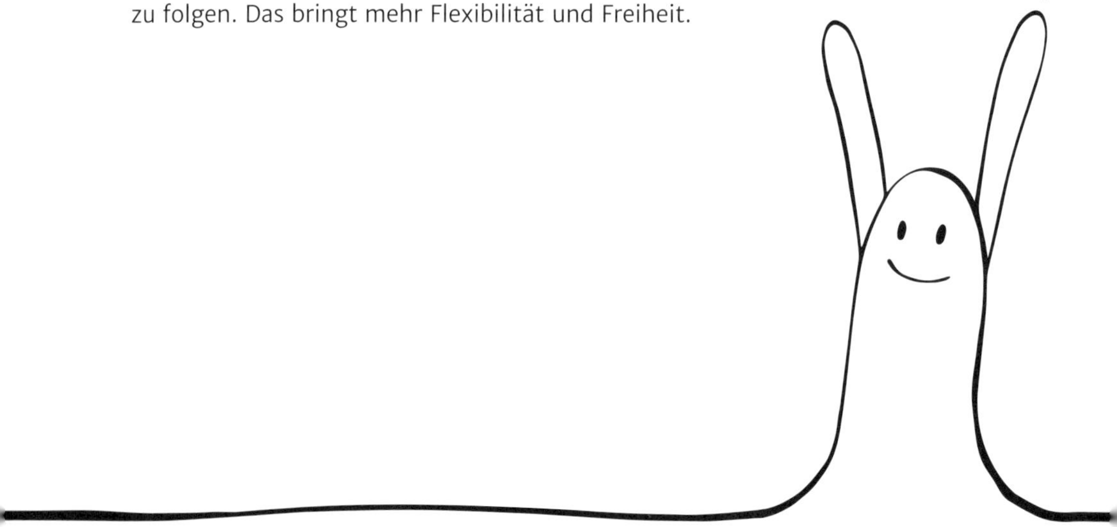

Eine unerwartet kraftvolle Übung.

---

48 Eine Minute für mich

Was tun

Lassen Sie sich von Ihrem Timer alle zwei Stunden ein Zeichen geben.

Dann nehmen Sie sich eine Minute für sich. In der ersten halben Minute nehmen Sie nur wahr: Was tue ich gerade? Wie fühle ich mich dabei? Wie fühlt sich mein Körper an? Wie fließt mein Atem? Nur wahrnehmen.

In der zweiten Hälfte der Zeit erspüren Sie, was Ihnen gerade guttun könnte. Von gähnen und seufzen, über Fenster öffnen zu Nickerchen machen. Und tun sie das.

Und dann geht es weiter mit was auch immer.

Warum

Nun, das braucht eigentlich keine Erklärung. Wir verlieren im Alltäglichen immer wieder das Gefühl für uns selbst. Und diese Übung ist eine Einladung zur Selbstwahrnehmung zurückzukommen und etwas für unser Wohlgefühl zu tun.

Viel Vergnügen!

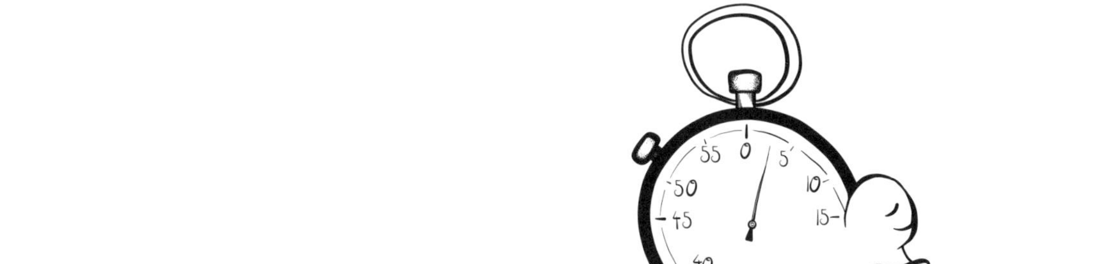

49 Summen

Was tun

Setzen oder legen Sie sich. Finden Sie einen Summ-Brummton, der mehr in den Körper gerichtet ist als nach draußen. Legen Sie eine Hand auf den oberen Brustkorb und spüren Sie die Vibration des Tons. Experimentieren Sie mit dem Ton. Machen Sie immer mal wieder kleine Summtöne.

Warum

Nun, dazu gibt es viel zu sagen. Hier zunächst nur: Durch solch einen Summ-Brummton vibriert unser Gewebe und wir können damit unser Körpergewebe mit Information über Heilsames und Wohlgefühl versorgen.

Und weiter geht es mit Wohltuendem, selbst wenn es Ihnen zunächst nicht gut gehen sollte.

---

50 In den Körper summen

Was tun

Legen Sie sich hin. Finden Sie wieder einen Summ-Brummton wie in der letzten Übung. Lassen Sie diesen Ton wie eine Welle durch Ihren ganzen Körper wandern. Sie werden bemerken, dass das Summen überall dorthin wandert, wohin Sie Ihre Aufmerksamkeit richten. Lassen Sie es anstrengungslos sein. Es ist nicht wichtig, wie lang, wie schön, wie ausdrucksvoll Ihr Summen ist, es soll nur angenehm sein. Vielleicht gibt es sogar Pausen zwischendurch.

Machen Sie ein Nickerchen.

Warum

Summen hat vielfältige Wirkungen und fühlt sich im Allgemeinen einfach sehr gut an. Es gibt heilsame Information an unser Körpergewebe, es hilft das Gewebe für den Flüssigkeitsdurchlauf zu öffnen, es unterstützt unsere Körperpräsenz und unser Wohlgefühl.

Summen erzeugt eine Schallwelle, ein feines Pulsieren, das sich in allen Geweben, allen Organen, allen Zellen des Körpers ausbreitet, auch wenn wir es zunächst nicht bewusst wahrnehmen (mehr dazu in: Henderson 2007).

Am besten probieren Sie es aus und entdecken es selbst.

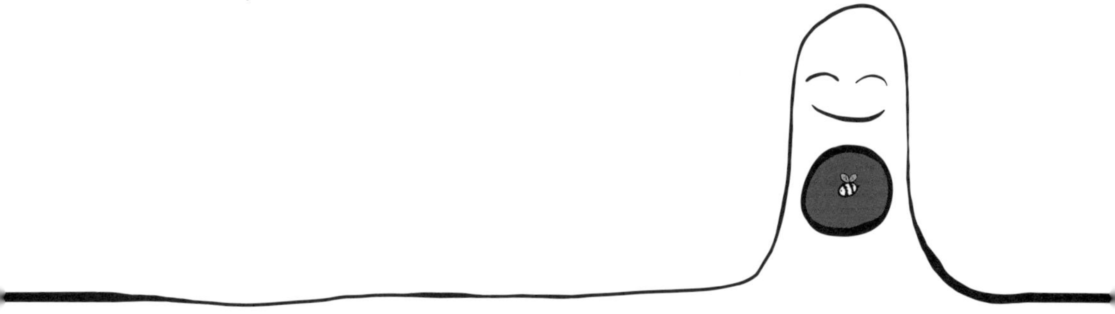

Und jetzt kommt auch noch das Wohlwünschen dazu!

51 Wohlwünschen

Was tun

Beginnen Sie damit in einem Moment der Ruhe. Seien Sie freundlich zu sich und wünschen Sie sich wohl. Wenn Sie sich mit dem Summen angefreundet haben, dann schicken Sie mit dem Summen gute Wünsche in Ihren Körper. Güte, Freundlichkeit, Milde, Wünsche für Gesundheit und Glück, was immer Ihnen einfällt.

Wenn Sie sich damit ganz angefüllt fühlen, lassen Sie die guten Wünsche auch zu anderen überfließen, zu nahen Menschen, die sie mögen oder auch zu Menschen, die Ihnen ferner sind. Genießen Sie die innere Wohlgefühlsresonanz, wenn Sie das tun.

Warum

Kritisch mit uns selbst und mit anderen umzugehen, ist uns nur zu vertraut. Wir können aber auch freundlicher, unterstützender und mitfühlender werden. Und Wohlwünschen ist ein guter Anfang dafür.

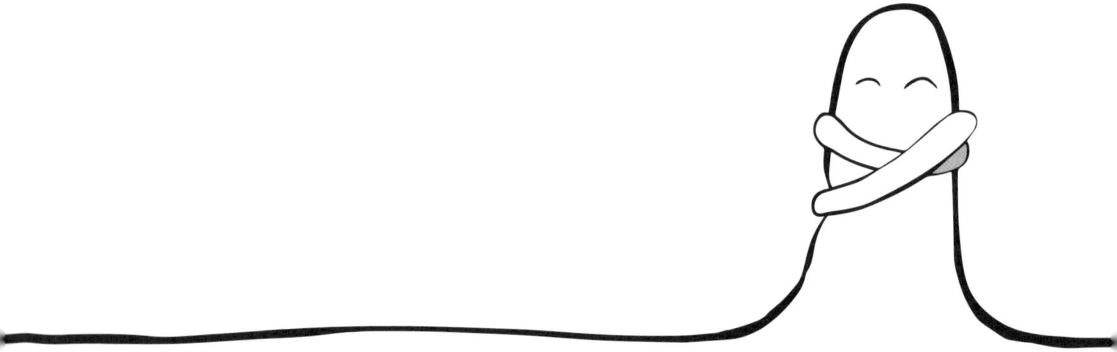

Und zum vorläufigen Schluss das große Staunen ...

52 Wow

Was tun

Gehen Sie an einen Ort, an dem Sie sich wohlfühlen und vor allem: Schauen Sie auf etwas, das Ihnen gefällt und das Sie innerlich berührt. Sagen Sie »Wow«. Staunend und berührt. Immer und immer wieder.

Warum

Selten nehmen wir das Mysterium des Lebens direkt und staunend wahr. Genießen Sie die Momente, in denen das Staunen wieder auftaucht.

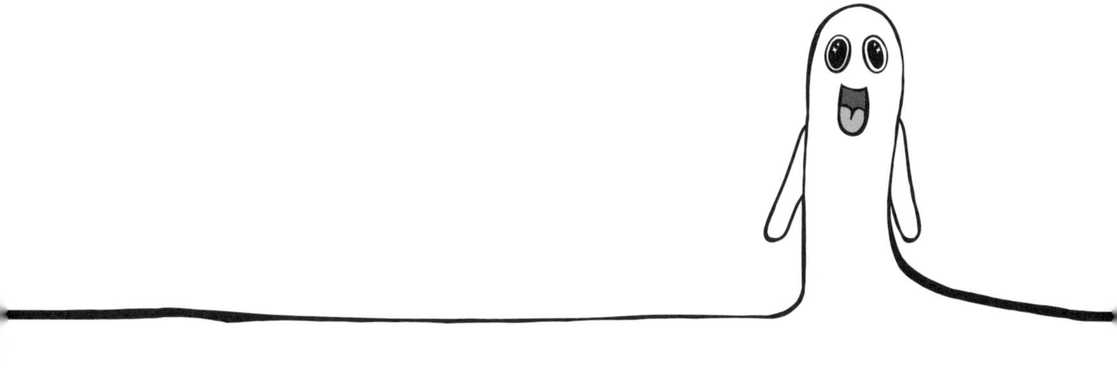

Liste der Übungen

Die allermeisten dieser Übungen wurden von Julie Henderson in Trainings und Retreats gelehrt. Alle Übungen, die direkt aus ihren Büchern *Embodying Well-Being*, *Das Buch vom Summen* oder *Die Erweckung des Inneren Geliebten* stammen, sind mit einem **Z** in Klammern (für *Zapchen*) gekennzeichnet.

Literatur zu Zapchen

Hammer, C. (2013): Da Sein. Wege zum guten Selbstgefühl – Eine Einladung für Menschen, die an Krebs erkrankt sind oder waren. Kassel (gawa).

Hammer, C. (2013): Einfach Sein. Wege aus der Anstrengung – Eine Einladung für Menschen, die in der (Psycho-)Onkologie, in der Palliativversorgung oder im Hospiz arbeiten. Kassel (gawa).

Hammer, C. (2022): Im Körper zu Hause sein – Mit Zapchen Somatics zu Leichtigkeit und Wohlbefinden. Heidelberg (Carl-Auer), 3. Aufl.

Henderson, J. (2006): Die Erweckung des Inneren Geliebten. Ein praktisches Arbeitsbuch der Energielenkung allein und zu zweit. Bielefeld (AJZ), erw. Neuaufl.

Henderson, J. (2014): Das Buch vom Summen. The Hum Book. Bielefeld (AJZ), 2. Aufl.

Henderson, J. (2019): Gute Nacht Geschichten zum Aufwachen. Bielefeld (AJZ).

Henderson, J. (2022): Embodying Well-Being oder Wie man sich trotz allem wohl fühlen kann. Bielefeld (AJZ), 9., überarb. Aufl.

Winkler, M. (2018): Well-Being inmitten von allem (Kartenset). Bielefeld (AJZ).

Links

Zapchen Tsokpa Institut Kassel. Verfügbar unter: *www.zapchen-kassel.com.*

Die Seite der Zapchen-Lehrer:innen Deutschland. Verfügbar unter: *www.zapchen.de.*

Über die Autorin

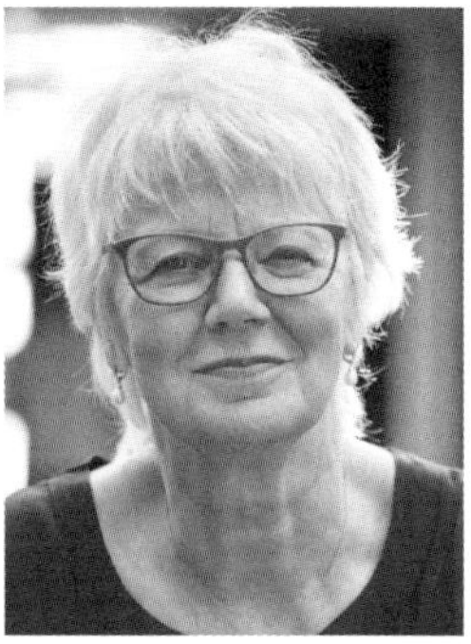

© Paavo Blåfield · www.blofield.de

Cornelia Hammer, Diplompsychologin; Psychologische Psychotherapeutin; seit 1985 Niederlassung in eigener Praxis; Fortbildung Psychoonkologie; autorisierte Lehrerin für Zapchen Somatics; Mitbegründerin des Zapchen Tsokpa Institutes Kassel.

Cornelia Hammer

Im Körper zu Hause sein

Mit Zapchen Somatics zu
Leichtigkeit und Wohlbefinden

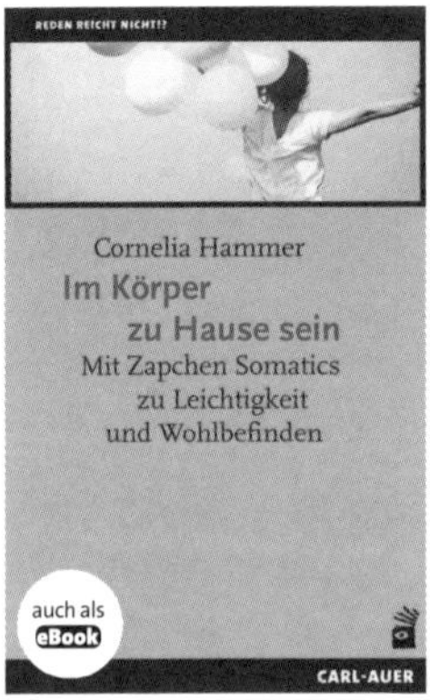

143 Seiten, Kt, 4. Aufl. 2025
ISBN 978-3-8497-0302-8

„Von der ersten Seite an war ich tief berührt von der klaren, ohne Umschweife zum Wesentlichen kommenden Schreibweise der Autorin. Zapchen ist weniger eine Methode als vielmehr eine Herangehensweise, umfassendes Wohlbefinden im Bewusstsein unseres Körperseins einzuüben. Was hier in der gebotenen Kürze schwer in Worte zu fassen ist, steht ganz im Gegensatz zu den wunderbar schlichten Übungen, anhand derer Cornelia Hammer, eine der ersten Zapchen-Lehrerinnen im deutschsprachigen Raum, ihre Leser in Zapchen einführt.“

Sabine Koehler
Deutsche Zeitschrift für zahnärztliche Hypnose

„Einfach Überraschendes und überraschend Einfaches. Unmittelbar Befreiendes, das Einschränkungen und Abwertungen spielerisch verscheucht oder links liegen lässt. Ansteckendes Wohlbefinden und Wohlwünschen breitet sich aus. Neues tut sich auf. Lebenslust. Üben, üben, üben, auch summen. Und jetzt ein Nickerchen. Ich lade ein, das Buch zu lesen!“

Dr. Gunthard Weber

„Dieses Buch ist eine wundervolle Einladung in den Raum des Zapchen. Cornelia Hammer ist eine erfahrene Lehrerin. Mit Klarheit, rückhaltloser Hingabe und Humor beschreibt sie, wie wir das Feld des Well-Being (in seiner tiefsten Bedeutung) betreten können.“

Julie Henderson, Ph.D.

Carl-Auer Verlag • www.carl-auer.de

Astrid Keweloh

Wie bringe ich die Kuh tanzend vom Eis?

Inneres Gleichgewicht finden mit Selbsthypnose,
Klopfen und Yoga-Atemtechniken

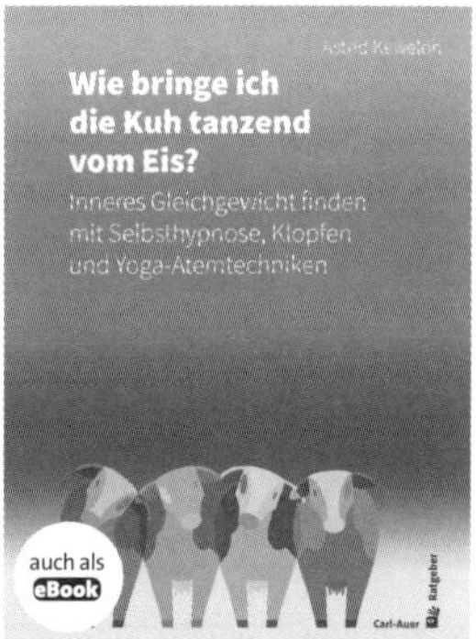

203 Seiten, 31 Abb., farbig Kt, 2020
ISBN 978-3-8497-0359-2

„Von der ersten Seite an war ich tief berührt von der klaren, ohne Umschweife zum Wesentlichen kommenden Schreibweise der Autorin. Zapchen ist weniger eine Methode als vielmehr eine Herangehensweise, umfassendes Wohlbefinden im Bewusstsein unseres Körperseins einzuüben. Was hier in der gebotenen Kürze schwer in Worte zu fassen ist, steht ganz im Gegensatz zu den wunderbar schlichten Übungen, anhand derer Cornelia Hammer, eine der ersten Zapchen-Lehrerinnen im deutschsprachigen Raum, ihre Leser in Zapchen einführt."

Sabine Koehler
Deutsche Zeitschrift für zahnärztliche Hypnose

„Einfach Überraschendes und überraschend Einfaches. Unmittelbar Befreiendes, das Einschränkungen und Abwertungen spielerisch verscheucht oder links liegen lässt. Ansteckendes Wohlbefinden und Wohlwünschen breitet sich aus. Neues tut sich auf. Lebenslust. Üben, üben, üben, auch summen. Und jetzt ein Nickerchen. Ich lade ein, das Buch zu lesen!"

Dr. Gunthard Weber

„Dieses Buch ist eine wundervolle Einladung in den Raum des Zapchen. Cornelia Hammer ist eine erfahrene Lehrerin. Mit Klarheit, rückhaltloser Hingabe und Humor beschreibt sie, wie wir das Feld des Well-Being (in seiner tiefsten Bedeutung) betreten können."

Julie Henderson, Ph.D.

Carl-Auer Verlag • www.carl-auer.de

Michael Bohne | Sabine Ebersberger

Der Selbstwert-Generator

Im Handumdrehen zu
einem starken Selbstwert

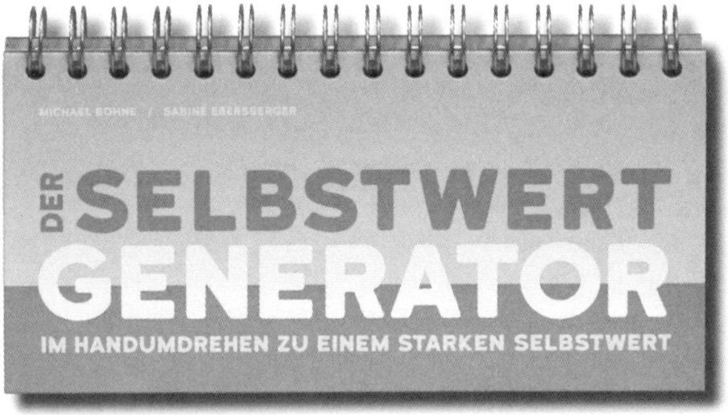

65 Seiten, Wire-O-Bindung • 4. Aufl. 2022 • ISBN 978-3-8497-0265-6

Die Arbeit mit stärkenden Affirmationen stellt einen Schwerpunkt in vielen Psychotherapie- und Coachingmethoden dar. Auch in PEP, der Prozess- und Embodimentfokussierten Psychologie, spielt die Entwicklung von individuell stimmigen und humorvollen Affirmationen eine zentrale Rolle. Hier gilt es, Klient:innen von ihren schwächenden Glaubenssätzen, Einredungen und negativen Kernüberzeugungen zu erlösen, und diese in positive Glaubenssätze umzuwandeln.

Der Selbstwert-Generator besteht aus drei Schichten mit je 60 Klappkarten. Die Kartenstapel beinhalten unterschiedliche Satzbausteine, die beliebig kombiniert kraftvolle Affirmationssätze bilden. Durch Vor- und Zurückblättern der Karten können ganz spielerisch 216.000 humorvolle und stärkende Sätze formuliert werden. Wer themenspezifische Affirmationen sucht, wird die Einteilung der Satzbausteine in die Bereiche positive Selbstbeziehung, Abgrenzung & Autonomie, Perfektionismus & Sicherheit sowie Erfolg zu schätzen wissen.

„Fast jeder kennt einschränkende Überzeugungen, die bei wichtigen Vorhaben behindern. Wie wäre es, sich im Handumdrehen mehr zuzutrauen? Wer über sich hinauswachsen will, greift oft zu selbstwertsteigernden Affirmationen: ‚Yes, we can!' Solche Sätze nutzen sich jedoch schnell ab. Hier setzt der Selbstwert-Generator an: Mit dem Klappkartenstapel-Set zum Vor- und Zurückdrehen kann man jeweils drei Satzbausteine kombinieren zu insgesamt 216.000 mutigen, frechen und hilfreichen Selbstwertsätzen. Die nutzen am Schreibtisch zur Eigenmotivation oder als Inspiration in der Arbeit mit Klienten."
Psychologie Heute

Carl-Auer Verlag • www.carl-auer.de